Gesund mit Autopathie

Selbstbehandlung mit der homöopathischen
Information des eigenen Körpers

Jiri Cehovsky

alternativa

Wichtiger Hinweis:
Die Leser, die vermuten oder sicher sind, dass sie nicht gesund sind, sollen einen Arzt, einen Heilpraktiker oder eine andere qualifizierte Person aufsuchen.

Die neuesten Informationen über diese
Methode finden Sie auf:

www.autopathie.de

Herausgegeben vom Verlag Alternativa, s.r.o., 2013
Zbraslavské náměstí 461
Prag 5, CZ
E-Mail: info@alternativa.cz

ISBN 978-80-86936-40-6

Inhalt

Teil III – Die Herstellung des autopathischen Präparates

Teil IV – Selbstbehandlung

Teil V – Tiere und Pflanzen

Teil VI – Fallbeschreibungen

Teil VII – Autopathische Detoxikation

Teil VIII – Ergänzungen

Vorwort zur 5. ergänzten Ausgabe

Nie im Leben hatte ich daran gedacht, einmal einen Heilberuf auszuüben – bis ich selbst chronisch krank wurde. Ende der achtziger Jahre – ich war damals dreiunddreißig – litt ich unter großer Anspannung und chronischen Schmerzen. Trotz guter ärztlicher Behandlung dauerte dieser Zustand etwa ein Jahr an. Auch unsere Kinder waren häufig krank. Oft saßen wir in den stickigen Wartezimmern der Ärzte. Wir wohnten damals im Zentrum von Prag, wo die Luft noch viel schlechter war als heute. Nicht minder miserabel war die gesellschaftliche Atmosphäre in der damaligen Tschechoslowakei. Ich konnte sehr gut nachvollziehen, warum meine Schwester Gabriela nach England emigrierte. Volker, ihr Lebensgefährte, besuchte in London eine homöopathische Schule, die ihn aber nur kurz interessierte, weil es ihn mehr zur Psychoanalyse hinzog. Als er nun von meiner Krankheit erfuhr, die ich für unheilbar hielt, schickte er mir alle seine überflüssig gewordenen homöopathischen Bücher. Das waren insgesamt mehrere tausend Seiten – genügend um mit einer Selbstbehandlung zu beginnen. Und tatsächlich fing ich an, mit den Büchern zu arbeiten und meine Beschwerden erfolgreich zu behandeln. Seither bin ich davon überzeugt, dass man seinen Heilprozess selbst in die Hand nehmen muss, wenn die Not am größten ist. Das kann allerdings nur dann gelingen, wenn das Universum hilft – beispielsweise durch die richtige Information zum richtigen Zeitpunkt. Gleichzeitig fing ich an, Kollegen (in meinem ursprünglichen Beruf war ich Verlagsredakteur), Freunde und meine gesamte Familie homöopathisch zu behandeln. Zu Beginn der neunziger Jahre – in unserem

Land war gerade die Demokratie eingezogen – schrieb ich erste Artikel über Homöopathie und veröffentlichte erste Bücher zu diesem Thema. Das war für mein Land etwas Neues; denn vor der politischen Wende war Homöopathie verboten und weitgehend unbekannt. Bald darauf begann ich in Prag erste Vorträge und Kurse zu organisieren, zuerst für Ärzte und dann – unter dem Titel „Homöopathische Akademie" – auch für interessierte Laien. Ich war Gründungs- und Vorstandsmitglied der ersten ärztlichen homöopathischen Gesellschaft. Neben meiner hauptberuflichen Verlagstätigkeit eröffnete ich eine reguläre homöopathische Heilpraxis. Für meine Kurse konnte ich weltbekannte Autoren aus dem Fachbereich der Homöopathie aus den USA, Großbritannien, Holland und Indien sowie Homöopathie-Lehrer aus Deutschland und Österreich als Vortragende gewinnen. Ihre Vorträge und vor allem die entstandenen guten persönlichen Beziehungen boten mir die Möglichkeit, immer tiefer in das Innere der Homöopathie, in ihre Geheimnisse, Wunder und auch ihre Probleme einzudringen. Am meisten verdanke ich aber meinen Patienten[1], angefangen bei meiner Familie und meiner Ehefrau Vanda, den Teilnehmern meiner Homöopathie-Kurse und allen anderen, die ich während meiner mehr als dreißigjährigen homöopathischen Praxis kennenlernen durfte. Ihnen allen möchte ich dafür von Herzen danken.

Es dauerte mehr als zwanzig Jahre homöopathischer Praxis und intensivem Studium bis ich auf etwas Neues stieß: es war die geheimnisvolle dreizehnte Kammer der Homöopathie. Dieser Bereich wurde von Homöopathen nur sehr vorsichtig betreten. Auch Publikationen gibt es darüber kaum. Die

---

1 Anmerkung des Übersetzers: J. Cehovski bevorzugt das Wort Klient, weil er die passive Rolle, die das Wort Patient assoziiert, vermeiden will. Für die deutsche Übersetzung ist aber das Wort Klient noch ungeeigneter, weil es im Geschäftlichen gebräuchlich ist.

dreizehnte Kammer wurde mit verschiedenen Namen bezeichnet, die immer mit dem Wort „Auto" begannen: Autoisopathie, Autonosoden, Autopathie. Diese Schlüsselworte fand ich mit Hilfe einer homöopathischen Software, die Zehntausende Seiten an homöopathischer Literatur nach Begriffen durchsuchen kann. Dabei bin ich auch auf einige wenige, dafür umso bemerkenswertere Hinweise der folgenden Art gestoßen: *„Als keine andere homöopathische Arznei mehr funktionierte, verwendete ich erfolgreich die Autonosode."* Diese und ähnliche Erwähnungen waren dürftig, bestanden meist nur aus einem Satz und klangen irgendwie verschämt. Präparate dieser Art wurden aus der eigenen Körperinformation des erkrankten menschlichen oder tierischen Organismus gewonnen. Auch der Gründer der Homöopathie, Samuel Hahnemann, gewann beispielsweise eine Arznei aus dem Eiter der Krätze-Pustel, den er auf homöopathische Art potenzierte und dann den Patienten verabreichte, von denen das Eiter-Material stammte. Das so hergestellte Präparat bezeichnete er zuerst als „AUTO". Später taufte er diese Arznei auf „Psorinum" um. Unter diesem Begriff ist sie in der Homöopathie bis heute bekannt.

Warum bezeichne ich Autopathie als die dreizehnte Kammer der Homöopathie? So hieß mein im Jahr 2006 veröffentlichter Artikel für das internationale Fachmagazin „Homeopathic Links", das in Stuttgart herausgegeben und in Holland redaktionell betreut wird. Das war der erste Artikel über Autopathie im internationalen Kontext überhaupt. Mein Buch „Autopathie, der Weg zur körperlichen und geistigen Harmonie" aus dem Jahr 2003 (in Deutschland wurde dieses im Windpferd Verlag kurz darauf unter dem Titel „Speichel der heilende Saft" herausgegeben) war das erste Buch, das sich dieser Heilungsmethode widmete. Zwei Jahre später erschien die englische Ausgabe. Sie hatte eine gute Rezension im Magazin der englischen Homöopathen „The Homeopath". Autopathie wurde während der gesamten Geschichte der Homöopathie geheim gehalten. Warum? Das weiß niemand ganz genau. Der Zeitgeist war ihr nicht geneigt. Ihre Idee vertrug sich mit der Denkweise der früheren Generationen nicht. Das hat sich aber nun geändert. Leute fingen an, sich für sie zu interessieren und sich mit ihr auseinanderzusetzen. Zu meinen „autopathischen" Patienten und Hörern der autopathischen Kurse gehören Universitätsprofessoren, Ärzte, Juristen, Unternehmer, Techniker, genauso wie Hausfrauen, Landwirte, Arbeiter und Studenten. Alle verstehen, dass Autopathie ihre eigene Logik hat. Und sie erzählen es weiter, dass sie funktioniert.

Das vorliegende Buch „Gesund mit Autopathie" ist mein zweites über diese Methode. Es enthält alle meine bisherigen praktischen Erfahrungen und Anwendungsmethoden der Autopathie. Diese Ausgabe ist nun um die neuesten Erkenntnisse und Fallbeispiele erweitert. Das Buch wendet sich an alle, die so wie ich damals erkannt haben, dass man die Verantwortung für die eigene Gesundheit selbst in die Hand nehmen muss, wenn man wirklich gesund werden und bleiben will. Nachdem Sie dieses Buch gelesen haben, sind Sie sofort in der Lage, die verschiedenen autopathischen Heilmethoden erfolgreich bei sich selbst und ihrer Familie oder ihren Freunden selbstständig anzuwenden.

Teil I

Einleitung

Wunder passieren

Homöopathie ist eine mehr als zweihundert Jahre alte und von Generationen erprobte Heilmethode. Bei chronischen Krankheiten ist sie nur schwer zu übertreffen, sofern sie fachlich richtig nach den klassischen Prinzipien angewendet wird. Im Zuge meiner mehr als dreißigjährigen Tätigkeit als Homöopath habe ich eine Reihe von homöopathischen Arzneien empfohlen. Ich habe dafür dicke Repertorien oder *Materia Medica* genannte Bücher mit über eintausend Seiten zu Rate gezogen. Ich arbeitete mit homöopathischen Computerprogrammen wie McRepertory, Reference Works und Radar. Zu nennen wären noch Kent und Homeo, bei denen ich Co-Autor bin. Außerdem war es notwendig, in langen Gesprächen mit meinen Patienten persönliche und private Daten zu erheben und einzuordnen. Diese Daten betrafen nicht nur die Krankheit, sondern auch die Persönlichkeit, das psychische Profil, die Interessen usw. meiner Patienten. Als ich nach sorgfältiger Analyse eines Falls ein Medikament aus vielen Hunderten existierenden Arzneien auswählte – nämlich jenes, welches dem betreffenden Menschen (und nicht nur seiner Krankheit) am ähnlichsten war, passierten erstaunliche Dinge. Jahrelange Migräne, Gelenkbeschwerden, Schlaflosigkeit, Ekzeme, Asthma und viele andere sog. unbehandelbare Krankheiten verschwanden, nachdem meine Patienten trotz Anwendung gängiger Heilmethoden lange daran gelitten hatten. Die Heilung wurde begleitet von der Erhöhung ihrer Widerstandskraft, der Energie und der Regenerierung des Organismus. Die Schwierigkeit bestand allerdings in jedem Fall darin, ein für den individuellen Fall exakt ausgewähltes und daher hochwirksames Medikament zu finden. Das gelang häufig, aber manchmal auch nicht. Nach einiger Zeit, nach ein paar Jahren vielleicht, wirkte aber auch das perfekt ausgewählte Medikament nicht mehr. Es war dann notwendig, ein Neues zu suchen. Dies ist in der Homöopathie normal. Auch die besten Homöopathen haben diese Erfahrung gemacht. Meine Referenten aus England, Deutschland, den USA oder den Niederlanden tragen das auf meinen regelmäßig stattfindenden homöopathischen Kursen in Prag immer wieder vor. Deshalb war ich vor einer Kontrolluntersuchung immer etwas angespannt, ob sich der Zustand meines Patienten verbessert hatte. Wenn ja, dann hatte ich das Medikament letztes Mal gut ausgewählt. Wenn sich sein Zustand jedoch nicht verbessert hatte, bedeutete dies entweder, dass ich es mit meiner Arzneimittelwahl nicht getroffen hatte, oder aber, dass das vorher gut gewählte Medikament seine Wirkung verloren hatte und auf mich daher noch viel Arbeit wartete, um ein neues Medikament auszuwählen. Sobald ich aber anfing, die neue Methode der Autopathie anzuwenden, verschwand das Gefühl der Anspannung. Mit dem autopathischen Präparat traf ich es jedes Mal richtig, und zusätzlich fiel die aufwändige Suche nach einem Medikament weg. Es brachte nicht nur meinen Patienten Erleichterung, sondern auch mir als ihrem Berater. Durch den autopathischen Zugang entwickeln sich die Fälle oft wundersam, so wie nach der Gabe eines außerordentlich exakt gewählten homöopathischen Medikaments. Zu diesem Wunder sind, vereinfacht ausgedrückt, zwei Sachen notwendig: das Wissen und reines Wasser.

Etwas Theorie

Homöopathen haben schon vor langer Zeit herausgefunden, dass manche homöopathisch zubereitete Stoffe (z.B. Kochsalz, Graphit, Wasserstoff, Milch usw.) über eine starke Heilwirkung verfügen, obwohl sie in ihrer rohen, unverarbeiteten Form keine solche Wirkung auf lebende Organismen aufweisen. Dazu kommt es erst dann, wenn sie durch eine spezielle Methode so stark verdünnt werden, dass nicht einmal mehr ein Molekül des ursprünglichen Stoffes vorhanden ist.

Eine weitere Besonderheit der Homöopathie ist, dass die Gesamtheit, also der ganze Komplex an Problemen eines bestimmten Menschen geheilt wird. Es wird nicht nur eine bestimmte Krankheit oder Beschwerde geheilt. In der klassischen Homöopathie wird die Krankheit als eine Störung des zentralen steuernden „spirituellen" Systems im Menschen verstanden. Der Begründer der Homöopathie, Samuel Hahnemann, hat dieses zentrale Steuerungssystem als „Dynamis", oder „Vitalkraft" *(siehe: Organon der Heilkunst)* bezeichnet. Sobald die Steuerung aus diesem Körperzentrum geschwächt wird, fangen Körper und Geist an, den Betroffenen zu „piesacken". Der klassische amerikanische Homöopath J.T. Kent hat dieses intelligente Zentrum den „inneren Menschen" genannt und damit sein spirituelles Fundament gemeint, was auf den christlichen Philosophen Swedenborg zurückgeht. Die Krankheit ist also eine Störung des Steuerungszentrums. Es ist das Abrutschen der ursprünglich guten Organisation – der Gesundheit – in eine schlechte, unvollkommene

Organisation – in Desorganisation, in Krankheit. Es ist nicht notwendig, die Auswirkung – die Krankheit – zu behandeln. Es reicht, die Ursache im feinen Steuersystem zu korrigieren und dem Körper die ursprünglich gesunden Vibrationen, das ursprüngliche Frequenzmuster zurückzugeben. Der Körper selbst schafft nun Ordnung. Er stellt die Organisation wieder her. Er schafft also die Voraussetzung für Gesundheit. Zusätzlich gewinnt er Energie zum Schutz gegen Stress von außen.

Buddha, Swedenborg und auch Hahnemann haben die menschliche Existenz als mehrdimensional gesehen und keinesfalls angenommen, dass sie nur in der materiellen Welt verankert wäre. Und sie meinten auch – genau wie die heutige Wissenschaft –, dass alles, was wir mit den Sinnen wahrnehmen, aus Frequenzen und Vibrationen besteht. Die Materie besteht aus Vibrationen, und unsere Sinne nehmen Schwingungen wahr. Das Universum wird aus Schwingungen gebildet. Das gilt auch für unseren Geist und unseren Körper. Das feine Steuersystem im Menschen ist ebenso aus bestimmten Vibrationen und Melodien mit sehr hohen Frequenzen zusammengesetzt. Diese Frequenzen wiederum bilden tiefere sekundäre Frequenzen unseres Geistes und unseres Körpers. Wenn die hohe Frequenz unseres inneren, feinen Organisationssystems gestört ist, verändert sich und zerfällt auch die Struktur der untergeordneten Frequenzen des Geistes und des Körpers. Sie verliert die ursprüngliche gesunde Harmonie – wir werden krank.

Die Wiederherstellung des feinen Organisationssystems läuft so ab: Wir verdünnen eine materielle Substanz mit einer ähnlich gestimmten Frequenz (Pflanze, Mineral, tierische oder menschliche Milch usw.) auf eine feinstoffliche Ebene, die der feinen Ebene des Steuersystems (von Hahnemann als Dynamis bezeichnet) entspricht. Diese Dynamis erschallt dann nach der

Einnahme einer homöopathischen Arznei in ihrer ursprünglichen, gesunden Frequenz oder Melodie – dank des Einklangs mit der hochverdünnten Substanz. Sie beginnt dann, im Körper und im Geist die ursprünglichen Strukturen wiederherzustellen – so wie die ursprüngliche Harmonie – die Gesundheit – vielleicht vor vielen Jahren war (oder vielleicht sogar niemals war). Hier gibt es aber auch einen Haken. Damit die homöopathisch verdünnte Arznei perfekt funktionieren kann, muss ein wirklich exakt abgestimmtes und daher resonanzauslösendes Mittel gefunden werden – und zwar individuell für jeden konkreten Menschen, nicht nur anhand seiner Krankheiten, sondern auch anhand seiner psychischen Eigenschaften und Reaktionen auf die Umwelt. Es handelt sich immer um ein Medikament, das aus vielen hundert bis tausend existierenden Mitteln individuell gewählt werden muss. Die Quellen der homöopathischen Arzneien finden sich in der Umwelt, in der Pflanzen- und Mineralwelt, im Tierreich und auch im Menschen. So sind manche von ihnen aus menschlichen Körperflüssigkeiten oder Geweben[1] zubereitet. Die Suche nach der Arznei ist schwierig, fachlich anspruchsvoll und oft unsicher. Wenn die Arznei allerdings gefunden ist, war die Suche ihre Mühen wert.

Beim autopathischen Zugang ist dagegen das Problem der Resonanz im Vorhinein gelöst. Ihre individuelle Arznei muss niemand suchen. Sie selbst kennen sie! Sie haben sie in ihrem Körper, aber noch in einer nicht wirksamen, rohen, materiellen Form.[2]

---

2 Die Philosophie, die Geschichte und weitere Zusammenhänge habe ich ausführlich in meinem Buch *Speichel der heilende Saft*, Windpferd, Aitrnag, 2004, dargestellt; englische Ausgabe Autopathy: A Homeopatic Journey to Harmony, Alternativa 2006 und vorher im Buch *Homöopathie, mehr als eine Heilung*, (*Homeopatie, víc než léčba*), Alternativa, Praha, 1994

Etwas Philosophie

Das Grundproblem der heutigen Menschen

Das größte gesundheitliche Problem des heutigen Menschen sind chronische Krankheiten. Chronische körperliche oder psychische Beschwerden, die durch gewöhnliche Methoden nicht behandelbar sind, beeinträchtigen das Befinden der Weltbevölkerung (inklusive der Übersättigten). Die überwiegende Mehrheit der chronisch Kranken leidet an irgendeiner von diesen vielen Hundert Krankheiten oft schon seit der Kindheit. Dabei handelt es sich um verschiedene Beschwerden und Gebrechen, von leichten, oberflächlichen, wenig belastenden bis hin zu ernsten und lebensbedrohlichen. Die Beschwerden kommen und gehen, oder sie haben sich in unseren Körpern und/oder unserem Geist dauerhaft angesiedelt. Manche verschwinden und werden von noch gravierenderen Problemen in einem anderen Teil des Organismus abgelöst. Kaum eine schulmedizinische, technologisch und materialistisch ausgerichtete Therapie kann hier Abhilfe schaffen. Sie kann höchstens die Symptome „lindern". Die vollkommene Wiederherstellung der Gesundheit scheint in den meisten Fällen unmöglich. Darüber erfährt man nichts im Fernsehen; dennoch ist es die Lebenserfahrung der meisten von uns. Die Statistiken sprechen hier Klartext: Die gegenwärtige Weltbevölkerung ist chronisch krank und zwar in einem ungewöhnlich hohen Ausmaß. Die Anzahl der chronischen Erkrankungen erhöht sich zudem von Jahr zu Jahr dramatisch. Sehr schlecht bestellt ist es in dieser Hinsicht merkwürdigerweise insbesondere in den ökonomisch hoch entwickelten Ländern. Das Leiden der

Menschen nimmt zu. Sie sind also nicht allein. Sie müssen sich nicht schämen. Während die Fernseherwerbung rundum vitale und zufriedene Menschen zeigt, leidet die überwiegende Mehrheit von uns an chronischen Krankheiten und Unzufriedenheit auch inmitten von materiellem Wohlstand. Wir werden von der schulischen Bildung und der Gesundheitspropaganda in die Irre geführt, die voll im Dienste der regierenden materialistischen Sichtweise stehen und behaupten, dass der Körper und der Geist nur von materiellen Prozessen gesteuert werden. Wenn wir bei der Therapie aber das Wesentliche ausklammern, nämlich unser inneres Steuerungssystem der feinen Energien und Informationen, die „Dynamis", dann können wir nicht effektiv gesunden, weil gerade dort die Ursachen für Gesundheit oder Krankheit liegen. In Indien wird sie „Prana" (Yoga), in China „Qi" oder „Chi" (Akupunktur, Qigong usw.) und in der europäischen Tradition schlicht und einfach „Vitalkraft" genannt. Diese feine Energie verbindet uns mit dem Universum. Von ihr aus, von der feinstofflichen (gemäß der Terminologie des Buddhismus) oder nicht stofflichen (gemäß der materialistischen Terminologie) oder auch spirituellen (Christentum) Sphäre breiten sich feine Vibrationen aus. Sie stimmen Melodien „nach unten" an und lassen zunächst auf der nächsten tieferen Ebene den individuellen Geist und dann noch weiter unten auf der gröberen Ebene die Körperstrukturen mit ihren Organen mitschwingen. Wird aber die Strömung der harmonischen, aus dem Universum kommenden Vitalkraft, der Prana, gestört, tritt das als Krankheit in Erscheinung. Entsteht an einem Punkt eine Turbulenz, ein Hindernis, verändert sich die Struktur unseres innerlichen feinstofflichen Steuerungssystems. Es kann nun die Melodien und Strukturen, die den gesunden und harmonischen Organen entsprechen würden, nicht mehr wie vorher bilden. Krankheit ist Disharmonie.

Die Verbindung wieder herstellen

Damit wir wieder den ursprünglichen gesunden Zustand erreichen, müssen wir das Hindernis beseitigen, das die Strömung harmonischer Vibrationen gestört hat. Das Ziel ist, die Strömung auf die Ebene der harmonischen individuellen Vibration zurückzubringen, wo die Information auf der feinen Sphäre deformiert wurde, um so die lebenspendende Verbindung mit dem Universum wiederherzustellen. Das kann erreicht werden, indem wir die eigene Körperinformation, die den Vibrationsabdruck der Gesamtheit – ihre individuelle Melodie – trägt, auf homöopathische Art auf eine feinstoffliche Ebene mit Wasser verdünnen. Ich verwende hier lieber den buddhistischen Terminus „feinstofflich", der dem Ausdruck „spirituell" in etwa entspricht. Er drückt gut aus, dass auf der feinen immateriellen Ebene ein *Vorabdruck der materiellen Prozesse* existiert. Die eigene Körperinformation, die auf das Feinstoffliche verdünnt ist, ist aufgrund des Resonanzprinzips nun in der Lage, den gestörten Teil unserer Verbindung mit dem Universum in der ursprünglichen und daher gesunden Frequenz erklingen zu lassen. Dadurch wird die Strömung der Vitalkraft (Prana) in ihrer ursprünglichen, harmonischen Form erneuert. Anschließend kommt allmählich die Harmonie, also Gesundheit, wieder zurück. Wir nehmen sie wahr, spüren sie, sehen sie, unsere Umgebung und medizinische Messverfahren bestätigen es. Sie wirkt auch bei chronischen, sogenannten unheilbaren Krankheiten, wo vorher die Heilung, oder zumindest die Besserung immer wieder „aufgeschoben", manchmal nicht einmal mehr erhofft wurde.

Womit harmonisieren?

Warum sehe ich Speichel oder die ausgeatmete Luft als Materialien an, die sich am besten zur Verdünnung eignen? Der Speichel ist eine ganz besondere Flüssigkeit, die die perfekte individuelle Information über den gesamten Organismus in sich trägt. Daher wird der Atem, so wie das Blut auch, z.B. in der Gerichtsmedizin zur Identifizierung von Personen verwendet. Der Yoga-Philosophie zufolge hat er eine direkte Beziehung zu unserer Prana, der Vitalkraft. Sowohl der Speichel als auch der Atem können im Gegensatz zum Harn den Körper frisch und ohne Veränderung verlassen, gleich nachdem er entstanden ist. Und vor allem, wie ich bereits in meinem Buch *Speichel der heilende Saft* erklärte, kommen der Speichel und der Atem aus dem hoch gelegenen feinstofflichen energetischen System des Menschen heraus, also aus dem fünften und sechsten Chakra, die sich im oberen Bereich des Körpers befinden. Das System der feinstofflichen energetischen Zentren, Chakren, war in Indien, Tibet und China schon seit jeher bekannt. In Europa wurden diese Kenntnisse erst relativ spät bekannt. Es kam erst in der zweiten Hälfte des zwanzigsten Jahrhunderts in das allgemeine Bewusstsein. Während uns die unteren Chakren mit Erde und Natur verbinden und auf einer niedrigeren Stufe als der Mensch befinden, dienen uns die höheren Chakren als Verbindung mit den höheren Lagen des Universums. Eben dort befindet sich das feinstoffliche Organisationssystem, das für unsere Gesundheit verantwortlich ist. Auf dieses wollen wir einwirken. Der Speichel und der Atem, die aus den Höhen des Systems zwischen den Chakren des Halses und des dritten Auges entnommen werden, haben die Fähigkeit, mit diesen höheren Lagen in Resonanz zu treten. Sie sind am ähnlichsten gestimmt. Daher wirken sie in dieser hoch verdünnten Form auf den Menschen am besten, wenn sie direkt auf das sechste und höchste Chakra (das siebente befindet sich außerhalb des physischen Organismus) verabreicht werden. Also nicht in den Mund, sondern auf die Stirnhaut, oberhalb der Nasenwurzel. Diese Stelle wird auf den Buddha-Statuen und Bildern oft wegen ihrer außergewöhnlichen Bedeutung hervorgehoben.

Früher habe ich im Einklang mit der in der Homöopathie eingefahrenen Routine die Verabreichung nur durch den Mund empfohlen. Es hat auch funktioniert. Erst später wurde mir bewusst, dass Samuel Hahnemann in den Paragraphen 284 und 286 des *Organon* erläuterte, dass sich für hoch verdünnte, potenzierte Stoffe „die Haut unseres Körpers als Rezeptor eignet". Der Organon wurde Anfang des 19. Jahrhunderts herausgegebenen und ist die Basisschrift der Homöopathie. Ich hatte als Homöopath selbst eine Reihe an Erfahrungen mit der Wirkung von homöopathischen Stoffen auf der Haut gemacht. Die Verabreichung der feinstofflich verdünnten Information direkt in das feinstoffliche energetische Zentrum, in das sechste Chakra, ist meiner Meinung nach ein weiterer praktischer Beitrag für diese Methode und bewährt sich sogar in Fällen, die in ihrer Entwicklung „eingefroren" sind. Dies ist in den Fällen belegt, wie sie am Ende des Kapitels *Zusammengefasste Fallbeschreibungen* beschrieben sind. Diese Vorgehensweise betont, dass die Wirkung im feinstofflichen Organisationssystem, in den Strom der feinen Energie, Vitalkraft, Dynamis, Prana oder Chi eintritt.

Resonanz

Homöopathische Arzneien basieren auf dem Prinzip der Resonanz der feinstofflichen Dynamis. Damit es zu dieser Resonanz kommt, die das feinstoffliche Frequenz- und Organisationssystem stärkt, muss die Arznei auf eine ähnliche Vibrationsfrequenz wie die Dynamis gestimmt werden. Die Abstimmung geschieht durch Potenzierung. Je ähnlicher die Arznei auf den Patienten eingestimmt ist, desto besser heilt sie und bringt seine ursprüngliche, eigene, vorher gestörte oder fast erloschene Melodie wieder zum Erklingen. *Je höher die Ähnlichkeit, umso besser die Wirkung.* Bei gleicher Einstimmung ist also die Resonanzwirkung am höchsten.[3]

Daher erreicht das aus eigenem Speichel oder Atem potenzierte autopathische Präparat die höchste Gleichheit und damit den besten Einklang mit der Dynamis der zu behandelnden Person. Für die Autopathie kommen zwar theoretisch auch andere Körperflüssigkeiten in Frage, aber diese bringen meist einen Nachteil mit sich: Frisches Blut kann nicht anders als durch eine Verletzung abgenommen werden, und außerdem gibt es damit keine allzu großen Erfahrungen. Der Harn beinhaltet viele tote Abfallprodukte und kommt zudem aus der Sphäre der niedrigen Chakren. Am Anfang habe ich ihn zwar verwendet, aber der Speichel brachte bessere Ergebnisse. Gegebenenfalls könnte

---

3 Im Zusammenhang mit der autopathischen Praxis sollte man eher von einer „fast identischen Übereinstimmung" sprechen. Weder der Speichel noch der Atem können hundertprozentig auf die Vibrationen der Vitalkraft eingestimmt sein. Es handelt sich daher um die am nächsten gelegene Ähnlichkeit, Similarität, wie wir sie von der Homöopathie kennen.

auch die eigene Muttermilch in Frage kommen, aber sie steht selten zur Verfügung. Schweiß könnte Verunreinigungen aus der Umgebung beinhalten. Tränen entstehen zwar im System der obersten Chakren, aber ich hatte keine Möglichkeit sie auszuprobieren. Sperma entsteht im Bereich der niedrigen Chakren.

Insgesamt sind also der potenzierte Speichel und der potenzierte Atem am besten geeignet, die gestörte Stelle wiederherzustellen, die das Nachlassen des Stroms der vibrierenden, lebensspendenden, zarten Energie der „Vitalkraft" (Hahnemann) verursacht hat. Infolge ihrer Identität mit der zu behandelnden Person (Gleichheit) weisen sie bei Anwendung des Resonanzprinzips ein besonders hohes Potential zur Heilung aus und geben dem Organismus seine harmonischen Vibrationen zurück. Erinnern wir uns an das Experiment aus dem Physikunterricht, in dem uns vorgeführt wurde, was Resonanz ist.

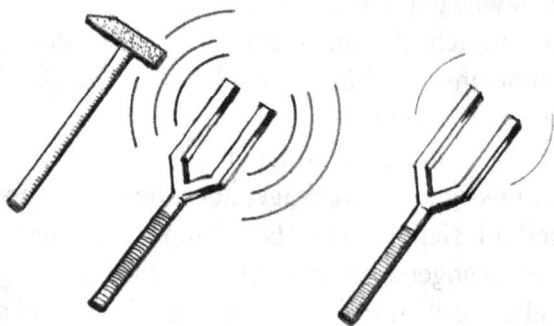

Bild 1 Stimmgabel
Die ähnlich gestimmte Stimmgabel
(homöopathischer Zugang) lässt die zweite
Stimmgabel nach dem Resonanzprinzip erklingen.
Das bedeutet, die zweite Stimmgabel klingt leiser
und in ihrem eigenen Ton, nicht in der Tonlage der
ersten tonangebenden Stimmgabel.

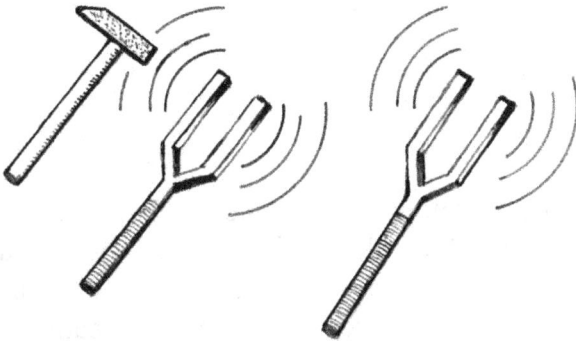

Bild 2 Stimmgabel
Die gleich gestimmte Stimmgabel (autopathischer
Zugang) bringt die zweite Stimmgabel zum
Erklingen und zwar wesentlich kraftvoller als die
nur ähnlich gestimmte.

Was ist Autopathie?

Die vorliegende Publikation möchte beschreiben, wie die Autopathie auf den Menschen wirkt. Sie beschreibt auch, was man wissen muss, um das autopathische Prinzip selbstständig und wirkungsvoll anwenden zu können. Autopathie ist für jedermann zugänglich. Sie ist einfach in der Anwendung und wirkt nachweislich.

Die Methode der Autopathie hat ihre Wurzeln in der klassischen Homöopathie des S. Hahnemann. Er hat selbst die Prinzipien der Autopathie angewendet. Manche Homöopathen, unter ihnen auch englische Tierärzte, haben ihre Patienten ebenfalls mit deren eigenen potenzierten Körperflüssigkeiten erfolgreich behandelt. Das wird aber in der homöopathischen Fachliteratur nur spärlich und flüchtig erwähnt.

Merkwürdigerweise sind in der Geschichte der Homöopathie nur wenige Zeilen über diese Methode[4] geschrieben worden. Sie war immer so etwas wie die „dreizehnte Kammer der Homöopathie", in die man sich nur vorsichtig, geheim und nicht systematisch wagte. Bis zu meinem Buch *Speichel der heilende Saft* im Jahr 2003 existierten zu dieser Methode auf der ganzen Welt kein Buch und kein Zeitungsartikel. Noch im Jahr 2004, bevor dieses Buch in Englisch und Deutsch

---

4 Autopathie darf nicht mit der aus der Geschichte der Homöopathie bekannten Autoisopathie verwechselt werden. Autoisopathie verwendet als Heilmethode die potenzierten pathologischen Produkte des eigenen Körpers – Pathogene, Eiter und Ähnliches. Sie konzentriert sich symptomatisch auf bestimmte Beschwerden. Autopathie verwendet im Gegensatz dazu eine relativ gesunde Information, den eigenen Speichel oder Atem, und ist ganzheitlich ausgerichtet.

erschien, zeigten Internetsuchmaschinen auf das Suchwort „Autopathy" nur zwei Hinweise. Nur einer von beiden wies einen Zusammenhang zu dem hier bearbeiteten Thema auf. Der deutsche Suchbegriff „Autopathie" ergab überhaupt keine Hinweise. Die Gründe dafür kenne ich nicht. Vermutlich war die Zeit nicht reif dazu. Heute ist die Situation anders.

Autopathie ist mit der Komplexität der gegenwärtigen Medizin, mit ihrer vorwiegend materialistischen Anschauung, ihren Therapiestandards, ihren System- und Organisationsstrukturen und den mit diesen Strukturen verbundenen Interessen nicht vereinbar.

Mittelweile glauben aber viele Menschen, dass mit dem letzten Jahrtausend die Kali-Yuga, die dunkle Zeit des Leidens und der niedrigeren Vibrationen zu Ende geht und dass nun die neue Zeit, das Wassermannzeitalter[5] beginnt. Es entstehen neue und ungeahnte Möglichkeiten. Viele, die meine Autopathie-Kurse besuchten, konnten mit der autopathischen Methode nicht nur ihre eigene Gesundheit, sondern auch die ihrer Verwandten und Freunde nachhaltig verbessern. Und sie alle bestätigen die wundersame, heilende Wirkung der Autopathie.

Die Schulmedizin ist in vielerlei Hinsicht materialistisch beherrscht. Sie ist gegenwärtig nicht in der Lage, die Autopathie zu akzeptieren, genauso wie sie auch die Homöopathie nie völlig akzeptiert hat. Autopathie eignet sich vor allem für Heilpraktiker. Sie ist ideal für Personen, die ihre eigene Gesundheit oder die Gesundheit ihrer Familie oder Freunde durch Selbstbehandlung verbessern wollen. Für eine erfolgreiche Behandlung reichen die Informationen aus, die dieses Buch bietet.

---

5 An dieser Stelle ist es wichtig anzumerken, dass Autopathie sich der Eigenschaften des Wassers bedient, um die feinstofflichen Informationen zu übertragen.

Wozu dient Autopathie?

Autopathie richtet sich nicht gegen Krankheiten, Bakterien, Tumore, Entzündungen usw. Wenn wir im Zusammenhang mit Autopathie über Heilung reden, müssen wir uns klar darüber sein, dass Autopathie keine Krankheiten heilt. Sie dient ausschließlich dazu, das innere feinstoffliche vibrierende Organisationssystem im Menschen zu kurieren und zwar dadurch, dass sie seine gestörte Verbindung mit dem Universum wieder herstellt. Die Verbesserung der „Dynamis" äußert sich dann sekundär und macht sich durch die Verbesserungen des Organismus auf allen Ebenen des Menschen bemerkbar, die diesem System untergeordnet sind – von der Psyche bis zu den einzelnen physischen Organen. Die Zunahme der Harmonie und der Lebensqualität kann auch umfassen: soziale Aspekte, Handlungseffektivität, Entfernung von karmischen Belastungen, Stärkung der spirituellen Persönlichkeitskomponente und vor allem eine stetige Minderung und Beseitigung von Leiden, also auch von Krankheiten. Autopathie heilt jedoch keine Krankheiten im schulmedizinischen Sinn, sondern sie gibt die Gesundheit entsprechend den individuellen Möglichkeiten des jeweiligen Patienten zurück.

Beispiele für autopathische Behandlungen

Zur Illustration der Wirkung der Autopathie habe ich für dieses Buch eine Reihe von autopathischen Fällen aus der eigenen Heilpraxis ausgesucht.[6] Dabei handelt es sich hauptsächlich um Krankheitsfälle mit lang andauernden chronischen Beschwerden, die typisch für unsere Zeit sind. Bei allen Patienten konnte mit konventionellen Mitteln und Behandlungsmethoden keine wesentliche Besserung und erst recht keine Genesung erzielt werden. Alle Fälle zeigen, dass es sich bei einer Störung der zentralen feinstofflichen Melodie immer um mehrere Probleme zugleich handelt. Dieser pathologische Problem-Komplex muss nach und nach unter dem Einfluss des sich bessernden feinstofflichen Organisationssystems als Gesamtheit beseitigt werden. Die Fallbeschreibungen können Ihnen zeigen, wie man in solchen und ähnlichen Fällen vorgehen kann.

Hoffnungslosigkeit

Elisabeth, 59 Jahre (sie sah 10 Jahre älter aus), kam mit Krücken und in Begleitung in meine Beratungspraxis. Sie konnte sich nur mit Mühe bewegen, da sie seit sieben Jahren dauernd Knie- und vor allem Hüftgelenksschmerzen hatte. Um diese

---

6 Mehr als dreißig weitere konkrete Fälle finden Sie in meinem ersten Buch *Speichel, der heilende Saft*. Windpferd Verlag 2003.

Schmerzen einigermaßen in den Griff zu bekommen, musste sie 2x täglich starke Schmerzmittel nehmen. Tat sie das nicht oder nicht rechtzeitig, war sie nicht einmal mehr in der Lage, in ihrer Wohnung ein paar Schritte zu gehen. Mit den Schmerzmitteln konnte sie sich aber auch nur in den Garten oder um das Haus herum bewegen. Sie litt außerdem an ständigen Rückenschmerzen. Ihr Zustand verschlechterte sich. Dazu kamen Schmerzen in der Leber und in der Bauchspeicheldrüse. In den vorangegangenen drei Jahren hatte sie auch Schwierigkeiten mit der Galle, hatte sogar einen Anfall erlitten und war in die Notambulanz eingeliefert worden. Sie war entsprechend verhärmt und verzagt. Ihr Zustand war für sie schwer zu ertragen. Sie lebte nur durch die Hoffnung, diese Krankheiten irgendwie doch noch bezwingen zu können. Sie ging von Arzt zu Arzt, besuchte Kräuterheiler und Homöopathen. Sie las alle möglichen Gesundheitsbücher und stieß dabei auch auf mein Buch über Autopathie. Daraufhin suchte sie mich in meiner Praxis auf.

Ich gab ihr die autopathische Flasche, die zur Verdünnung oder „Potenzierung" des eigenen Speichels für die Selbsttherapie zu Hause verwendet wird. Für die Selbstbehandlung ist eine ausführliche Bedienungsanleitung beigelegt. Ich sagte ihr, dass sie Quellwasser ohne Kohlensäure und ohne künstliche Chemikalien (Chlor) verwenden soll, wie man es in jedem Supermarkt erhält. Da sie am Beginn der Behandlung stand, sollte sie zur Verdünnung nur 2 Liter besorgen. Das aus ihrem Speichel potenzierte (verdünnte) autopathische Präparat sollte sie nur einmal anwenden und zwar unmittelbar nach dem Herstellungsvorgang. Sie sollte alles nur einmal durchführen und dann abwarten. Sie machte sich zuerst Sorgen, ob sie bei ihrem gesamten physischen Unvermögen in der Lage sein würde, das Präparat mit der Flasche auch herzustellen. Aber nachdem es nicht schwerer oder komplizierter ist als eine Tasse Kräutertee zuzubereiten, war das für sie dann gar kein Problem. Die Anwendung sollte eine innere Änderung verursachen, die einen langfristigen positiven Prozess auslöst, so wie wir es aus der Homöopathie kennen.

Nach zwei Monaten kam sie zur Kontrolle und brachte ihre Aufzeichnungen über ihre Entwicklung seit der ersten Verabreichung des Präparates mit. Sie hatte das Präparat zwei Tage nach ihrem ersten Besuch hergestellt. Nach der Anwendung hörten die Schmerzen sofort auf und sie hatte seitdem auch keine Schmerzmittel mehr eingenommen, von denen sie vorher abhängig gewesen war. Die Gelenksschmerzen tauchten nur noch einmal für knapp vier Stunden auf, und zwar einen Monat nach der Verabreichung. Eineinhalb Monate nach der Anwendung des Präparates hörten auch die Leber- und Bauchspeicheldrüsenschmerzen auf. Auch die Gallenprobleme verschwanden. Sie konnte wieder aufrecht und ohne Stock in der Wohnung und auch im Garten gehen. Den Stock nimmt sie nur noch für längere (früher gar nicht mögliche) Spaziergänge außer Haus. Sie ist wieder gut gelaunt und hat Freude am Leben.

Auch nach einem halben Jahr hatte sie weiterhin keinerlei Beschwerden mit Leber, Galle und Bauchspeicheldrüse. Doch die Gelenksschmerzen kamen ab und zu zurück, aber in einem viel schwächeren Ausmaß. Aufgrund dieser Wirkungsreduktion nach der ersten Dosis (beginnender Relaps) empfahl ich ihr das autopathische Präparat aus dem eigenen Speichel erneut anzuwenden. Für die Herstellung verordnete ich ihr diesmal 4 Liter Wasser, also das Doppelte der ursprünglichen Menge.

Nach weiteren vier Monaten fühlte sie sich nun auch psychisch viel besser. Kleinigkeiten konnten sie nicht mehr so leicht aufregen – es war übrigens ihr lebenslanges Problem gewesen. Galle, Leber und die Bauchspeicheldrüse waren weiterhin beschwerdefrei, die Rücken- und Kreuzschmerzen kamen nicht mehr zurück. Das Hüftgelenk machte sich nur hin und wieder bemerkbar, vor allem, wenn sie es mit der Arbeit im Garten oder mit dem Spaziergehen übertrieben hatte. Beides war vorher allerdings unmöglich gewesen. Sie ging nun beispielsweise zu einem 1 km entfernten Friedhof; vorher hatte sie nicht einmal um die Ecke gehen können. Sie nahm keine Medikamente mehr. Ihre gesundheitliche Genesung in nicht einmal einem Jahr bezeichnete sie selbst als „unerwartet und enorm". Wir vereinbarten damals eine weitere Kontrolle in einem halben Jahr. Sie meldete sich erst nach drei Jahren wieder bei mir und teilte mir mit, dass sie die ganze Zeit über ohne Beschwerden geblieben war. In den letzten Wochen würden sich allerdings die Beschwerden in einer milderen Form erneut bemerkbar machen. Ich empfahl ihr, die Anwendung des autopathischen Präparats wie zuletzt zu wiederholen. Unser zweites Treffen habe ich mit ihrer Erlaubnis auf ein Video aufgenommen, und manchmal zeige ich dieses Video – zusammen mit vielen anderen Fällen – meinen Hörern in den Autopathie-Kursen.

Im Folgenden werden sie herausfinden, wie sie ähnliche Ergebnisse bei sich selbst oder bei anderen erreichen können und zwar bei fast allen gesundheitlichen Problemen. Aber Achtung: Manchmal geht es ganz leicht, ein anderes Mal kann der Weg zur Gesundheit ziemlich steinig sein. Wir arbeiten hier an uns selbst, und wir müssen dabei verstehen lernen, was wir tun. Es muss uns immer bewusst sein, dass die Arbeit am feinen Organisationsprinzip ein geheimnisvolles und unbekanntes Gebiet betrifft, wo es manchmal auch zu Überraschungen kommen kann. Deswegen ist es nicht möglich, irgendetwas mit absoluter Sicherheit vorherzusagen oder gar zu versprechen.

Teil II

Über die Technik der Autopathie

Autopathische (Selbst-)Untersuchung

Die Grundregeln der Autopathie sind von der homöopathischen ganzheitlichen Behandlung übernommen worden und erweisen sich dabei als sehr gut geeignet. Egal ob Sie sich selbst, oder jemanden anderen behandeln – die Vorgehensweise ist immer gleich. Die Untersuchung/Anamnese erfolgt in einem Gespräch wie in der klassischen Homöopathie. Sie brauchen dazu ein Heft oder einen Computer und eine Stunde Zeit. Zu jeder zu behandelnden Person soll ein separates Heft oder eine separate elektronische Datei angelegt werden. Das Heft soll sorgfältig aufbewahrt werden; die Computerdatei soll gesichert sein. Die Aufzeichnungen können in einem Jahr oder auch noch in 5 Jahren, vielleicht sogar in zwanzig Jahren noch nützlich sein. Zuerst notieren Sie das Datum und dann stellen Sie die Frage: „Was plagt Sie? Welche Probleme haben Sie?" Üblicherweise beginnt der Patient mit etwas, was ihn am meisten bekümmert. Vielleicht der Husten oder die Angst am gesellschaftlichen Leben teilzunehmen, Kopfschmerzen etc.

Jeden Punkt, jedes Symptom notieren wir in eine extra Zeile und lassen genug Platz frei, damit nachher weitere Details ergänzt werden können. Zu jedem Punkt und jedem Symptom schreiben wir alle Details, die wir dazu wissen oder erfahren können. Zum Beispiel: Intensität, Charakter der Wahrnehmung, Stelle, wo und wann etwas auftritt, wie lange die Beschwerden bereits bestehen usw. Beispiele: „Starke, stumpfe Kopfschmerzen auf der linken Seite, vor allem nach dem Aufwachen, ungefähr zweimal in der Woche; am Nachmittag

35

werden die Schmerzen etwas schwächer, diese Beschwerden dauern schon vier Monate...." usw.

Wir schreiben die subjektiv beobachteten und wahrgenommenen negativen oder disharmonischen Empfindungen und Eindrücke des Patienten nieder – im Falle einer Selbstbehandlung unsere eigenen. Falls ärztliche Diagnosen oder Testergebnisse vorliegen, können diese einbezogen werden. Das ist aber nicht so entscheidend. Stattdessen ist es wichtiger, die subjektiven Wahrnehmungen mit der möglichen Diagnose in Beziehung zu setzen. Ärztliche Diagnosen sind im Gegensatz dazu häufig zu allgemein und sagen selten etwas über den individuellen Charakter der Beschwerden aus.

Manchmal stelle ich auch die Frage: „Was würden Sie an sich selbst verbessern wollen?" Dann erfahre ich oft Details, die der Patient irrtümlich für sekundär oder unrelevant gehalten hat.

Manche Leute reden nur über physische Probleme. Bei einem feinfühlend geführten Gespräch können wir aber manchmal herausfinden, dass die Hauptursache eines Leidens im Geist, in einer unverhältnismäßigen Angst, Beklommenheit oder Unsicherheit zu suchen ist. Auch diese Dinge sollen aufgezeichnet werden, da auch sie gelindert und letztlich beseitigt gehören. Wir dürfen nicht vergessen, dass die Autopathie den Menschen insgesamt heilt – durch die Einwirkung auf das Steuerungszentrums. Deshalb gehören physische und psychische Informationen zusammen. Auf keinem Fall dürfen wir sagen, dass dieses „nur" das Psychische und jenes „nur" das Physische ist. Das Präparat zielt darauf ab, den gesamten Organismus richtig einzustellen. Sowohl das Psychische als auch das Physische soll aus dem Zustand der Disharmonie in den Zustand der Harmonie geführt werden. Alles in uns ordnet sich dem feinstofflichen Organisationsprinzip unter, das für unsere Gesundheit verantwortlich ist.

Beschwerden, Krankheiten und deren beobachtbare Erscheinungen sind für uns als Berater enorm wichtig, da sie uns Informationen darüber geben, wie sich der Patient (und sein Organisationszentrum) im Laufe der Zeit unter dem Einfluss des autopathischen Präparates entwickelt. Es ermöglicht uns auch, zur richtigen Zeit eine weitere individuell auf den Patienten abgestimmte Potenz (Verdünnungsstufe) des autopathischen Präparates zu verordnen oder die Verordnungsfrequenz zu ändern, um die positive Entwicklung weiter voranzutreiben.

Autopathie ist ein Prozess – eine allmähliche Neu-Einstimmung des Organismus. Gute Dinge passieren nicht abrupt, sondern entwickeln sich über einen längeren Zeitraum. Schlechtes kann dagegen sehr plötzlich auftreten.

Sogar bei einem absolut gesunden Menschen (wie oft im Leben treffen wir überhaupt einen?) sind immer negative Erscheinungen oder Gefühle feststellbar. Bei jedem kann etwas verbessert werden. Jeder hat in diesem Bereich „Luft nach oben". Auch für einen durchweg gesunden Menschen kann Autopathie ein ausgezeichneter Schutz sein, oder sie kann der Stärkung und Prävention von Krankheiten und Leiden dienen.

Die Untersuchung findet wie in der klassischen Homöopathie in einem Gespräch statt. Was uns der Patient erzählt, reicht vollkommen.

Wie soll ein Erstgespräch geführt und welche Fragen sollen gestellt werden

a) Zuerst lassen wir die Patienten mit eigenen Worten über ihre subjektiven Eindrücke, Gefühle und Beobachtungen sprechen. Die Aussagen müssen nicht strukturiert

37

sein, jeder soll ganz individuell und frei von seinen Beschwerden erzählen.

b) Wenn dabei Pausen entstehen, stellen wir die Frage: „Gibt es sonst noch etwas Erwähnenswertes, auch wenn es Ihnen vielleicht seltsam oder peinlich ist, darüber zu sprechen?" Dann kommt manchmal das Wichtigste, worüber der Patient zuerst nicht direkt reden wollte.

c) Wir gehen nun weiter auf Details der vorigen Aussagen ein. Hat es beispielweise Bemerkungen über eine Allergie gegeben, dann fragen wir über die genauen Symptome (z.B. einen wässrigen Ausfluss aus der Nase), den Zeitraum und/oder die Dauer (z.B. von April bis Juni bzw. seit zehn Jahren), die Intensität (z.B. nur leichte Symptome und nur in der Nähe einer frisch gemähten Wiese), usw. So gehen wir auch bei allen anderen Beschwerden vor, beispielsweise bei Schlafstörungen. Es geht immer darum, deren Symptome und ihre genauen Ausformungen zu erfragen und aufzuzeichnen. Bei Schlafstörungen beispielsweise: Wann geht der Patient schlafen, wie lange dauert es, bis er einschläft, wie, wann und wie oft wacht er auf, wie viele Stunden pro Nacht schläft er insgesamt, welche Gefühle entwickelt er während des nächtlichen Wachseins u.Ä.? Wie fühlt er sich während des Tages? Ist er müde und schläfrig? Welche Auswirkungen hat die Schlaflosigkeit auf seinen Tagesablauf? Nimmt er Schlaftabletten, wie oft? Wir müssen auch ermitteln, wie lange die jeweiligen Beschwerden schon existieren und wie sie sich während dieser Zeit entwickelt haben. Stets gilt: Jeder Mensch ist anders und weist daher seine eigene individuelle Symptomatik auf. Setzen Sie daher niemals voraus, dass bestimmte diagnostizierte Beschwerden bei unterschiedlichen Personen den gleichen Verlauf haben.

Beispielfragen zur Beschwerdediagnose:

Schmerz: Charakter (brennend, stechend, pulsierend u.Ä.), wo, auf welchem Körperteil, an welcher Stelle oder genauem Bereich? Seit wann? In welchem Zusammenhang – einer Tätigkeit, einer bestimmten Umgebung, bei welchem Wetter, bei welchen Speisen u.Ä.? Welche Intensität hat der Schmerz?

Ausschlag: Aussehen; Stelle; mit ihm verbundene Gefühle; Schwankungen des Zustandes. Wann kam er zum ersten Mal?

Ausfluss: Aussehen, damit verbundene Gefühle, Häufigkeit des Auftretens. Wann zum ersten Mal?

Negatives Gefühl: (z.B.: als ob ich einen Stein im Magen hätte) Wo im Körper tritt das Gefühl auf? In welchem Zusammenhang? Wie intensiv? Wie lange dauert das Gefühl? Gibt es damit zusammenhängende Gefühle?

Diagnostizierte Krankheit: Z.B. Morbus Crohn (wir geben uns mit einer allgemeinen ärztlichen Diagnose nicht zufrieden – sie trifft die Individualität der Beschwerden meist nicht): Welche subjektiven Symptome haben Sie? Welche Empfindungen haben Sie? Wie oft haben Sie einen Stuhlgang und wie schaut ihr Stuhl aus? Beinhaltet der Stuhl etwas Ungewöhnliches? Sind Sie müde? Wie sehr schränkt Sie die Krankheit ein? Wie lange dauert die Krankheit schon?

Fragen sollen grundsätzlich nicht so gestellt werden, dass sie nur mit „Ja" oder „Nein" beantwortet werden können. Sie sollen nicht suggestiv sein.

Nachdem wir den gegenwärtigen Zustand ermittelt haben, müssen wir uns über die gesundheitliche Situation seit der Geburt bis zum heutigen Tag informieren. Auch die Kenntnis darüber ist für die Bestimmung der passenden Potenz des Präparates und für die weitere Beobachtung und Beeinflussung des Falles sehr wichtig.

Die Frage lautet: Welche Probleme erschienen regelmäßig seit Ihrer Geburt bis heute? Geben Sie nur die bedeutenderen Ereignisse an.

Zu diesen Angaben aus der Krankheitsgeschichte des Patienten gehören beispielsweise gewöhnliche Kinderkrankheiten, das wiederholte Auftreten von Krankheiten (Angina u.Ä.), ernstere Krankheiten (z.B. Scharlach), chronische Krankheiten (Allergien, Depressionen u.Ä.), Operationen, Krankenhausaufenthalte, ernstere Verletzungen, schwere Geburten u.Ä. Bei dieser Erhebung finden wir manchmal auch tief gelegene Verletzungen, wie Missbrauch oder Bedrohung in der Kindheit u.Ä. Auch diese sollen während des Prozesses der autopathischen Einstimmung ausgeheilt werden. Wir sollen auch fragen, ob der Klient Medikamente nimmt, was für ein Leben er führt und welche weiteren Methoden er für die Verbesserung seiner Gesundheit anwendet.

Um die Übersicht komplett zu machen, finden Sie im Anhang den Fragebogen für die Erstuntersuchung. Diesen Fragebogen können Sie bei jeder Erstuntersuchung als Leitfaden verwenden.

Fragebogen für die 1. Konsultation

1. Was bekümmert Sie? Geben Sie in eigenen Worten Ihre Beobachtungen und Empfindungen an. Sie können dabei auch alle verfügbaren Diagnosen und Testergebnisse anführen. Geben Sie eventuelle Einschränkungen an, die Ihnen Ihre Beschwerden im Leben verursachen. Was möchten Sie an sich verbessern?

2. Zu jedem angegebenen Problem geben Sie die Details an, z.B.: Wo? Wann im Laufe des Tageszyklus, Schwankungen des Zustandes? Wie? Unter welchen Umständen? Mit welcher Intensität? Wie ist der Ablauf während des Tages oder Jahres? Wie lange leiden Sie darunter?

3. Geben Sie Ihre Krankheitsgeschichte an – welche bedeutenderen Ereignisse Ihrer physischen und psychischen Entwicklung haben Sie seit Ihrer Geburt bis zum heutigen Tag erlebt. Beschwerden, Krankheiten, Operationen, traumatische Ereignisse usw. Eine kurze Übersicht reicht.

4. Welche Methoden zur Verbesserung Ihres Zustandes wenden Sie an oder haben Sie in der Vergangenheit angewendet?

Potenz bzw. Verdünnungsstufe

Nachdem wir die erforderlichen Angaben bekommen haben, ist es Zeit, über die Verdünnungsstufe nachzudenken, die in der Homöopathie Potenz genannt wird. Die richtige Wahl der richtigen Potenzierung ist wichtig, damit das Präparat optimal wirken kann. Für die verlässliche Zubereitung des autopathischen Präparates empfehle und gebe ich meinen Klienten ein Flux-Gerät aus Glas, die so genannte *Autopathische Flasche*, die von mir speziell für diesen Zweck entwickelt wurde. Ich verwende sie nun seit mehr als zehn Jahren sehr erfolgreich. Davor habe ich die sog. Korsakoff-Methode zur Zubereitung empfohlen, die sich aber nur für niedrige Potenzen und für die erste Hilfe eignet (siehe *Fragen und Antworten*). Mit der Autopathischen Flasche, die auf der Strömungs- und Wirbelmethode beruht, konnte ich aber die besten Ergebnisse in der Herstellung des hochpotenzierten Präparates erzielen. Mit Hilfe der Autopathischen Flasche können sich meine Patienten ganz einfach zuhause ihr individuelles, homöopathisch hoch verdünntes Präparat selbst herstellen. Das ist absolut problemlos und einfach. Die Stufe der Verdünnung hängt von der Wassermenge ab, die durch die Flasche geleitet wird. Je mehr Wasser verwendet wird, umso höher wird die Potenzierung. Diese ist immer individuell an den Gesamtzustand und das Alter der zu behandelnden Person anzupassen. Krankheit ist nur eines von vielen Kriterien dafür. Zur Orientierung dient die folgende Übersicht.

Die angegebene Wassermenge definiert die Menge an Wasser, die man über den Trichter durch die Autopathische Flasche durchfließen lässt.

Der Begriff

Vitalität drückt im Allgemeinen die Fähigkeit und den Zustand aus, insbesondere physische oder psychische Traumata zu heilen, oder mit Änderungen in der Umgebung fertig zu werden. Vitalität drückt auch das durchschnittliche energetische Niveau aus, das Alter (Kinder und junge Menschen sind in der Regel vitaler als ältere Menschen), die mentale Regsamkeit, den durchschnittlichen Gesundheitszustand jetzt und in der Vergangenheit, den Grad der Fähigkeit (oder Unfähigkeit), die Funktionen des Körpers in einer Harmonie zu halten und harmonisch zu leben.

Das Grundkriterium der Vitalität ist allerdings die Tiefe, in der die Pathologie bereits in den Organismus eingedrungen ist. Je tiefer das Problem, desto niedriger die Vitalität. Z.B. kann die Vitalität bereits so gering sein, dass die Pathologie nicht daran gehindert werden konnte, das Herz oder die Leber usw. zu befallen (niedrige Verdünnung). Andererseits kann es sein, dass sich der Organismus beim Ekzem auf der Körper-Peripherie, der Haut, noch wehrt und der Disharmonie nicht erlaubt, tiefer einzudringen. Die Vitalität ist daher in diesem Fall relativ hoch, und es kann eine höhere Verdünnung zum Einsatz kommen. Das Kriterium des Alters dient also nur der Orientierung.

Individuelle Bestimmung der Potenz

Mit welcher Potenzierung oder Verdünnungsstufe des Präparates soll eine autopathische Behandlung begonnen werden? Wie viel Wasser soll durch die Autopathische Flasche fließen, bevor das Präparat zur Anwendung kommt? Das Hauptkriteri-

um ist hier die Vitalität und der Gesamtzustand der betreffenden Person, ihr Alter miteinbezogen.

1 Liter – für Personen mit einer sehr schwachen Vitalität; mit
einer langen Geschichte von schwerwiegenden Krankheiten,
sehr ernsthaften gesundheitlichen Problemen, chronischen
Krankheiten, Operationen und hoher Medikamenteneinnahme; mit ernsten Beeinträchtigungen innerer Organe, aktuell
und in der Vergangenheit. Es handelt sich vor allem um Personen, die 60 Jahre und älter sind. Auf jeden Fall trifft es auf
alle chronisch kranken Personen zu, die das 70. Lebensjahr
überschritten haben. Genauso trifft es – unabhängig vom Alter – auf Personen zu, die ernsthafte strukturelle Veränderungen an wichtigen inneren Organen aufgrund einer Krankheit,
Transplantation oder einer schweren Operation (z.B. am Herz)
aufweisen.

2 Liter – für Personen mittleren und jüngeren Alters mit einer
schwachen Vitalität und länger andauernden, ernsten chronischen Erkrankungen der inneren Organe, die Operationen hatten und regelmäßig Medikamente einnehmen; auch bei Personen mit nicht allzu ernsthaften gesundheitlichen Problemen
zwischen dem 60. und 70. Lebensjahr.

3 Liter – für Personen mit einer mittleren Vitalität und mitt-
lerem und jüngerem Alter, die bereits längere Zeit an chronischen Krankheiten leiden, Medikamente nehmen und/oder
leichtere Operationen hinter sich haben.

5-6 Liter – für aktive Menschen mit einer ausreichenden Vitalität bis zum 55. Lebensjahr, die jetzt oder in der Vergangenheit nur leichtere (nicht lebensbedrohliche) chronische Beschwerden haben oder hatten.

Manchmal ist am Anfang auch die Anwendung mit mehr als 6 Litern (z.B. 7,5 oder 9) angebracht, und zwar bei Menschen mit guter Vitalität und geringen physischen Beschwerden, deren Probleme mehr im psychischen Bereich liegen. Diese Wassermenge ist auch bei relativ gesunden Menschen angebracht, die eine höhere psychische Kapazität, ein höheres Konzentrationsvermögen, mehr Effektivität im Handeln und/ oder eine höhere Stressresistenz erreichen wollen.

Kann man nicht eindeutig entscheiden, in welche Kategorie ein Fall gehört, sollte man anfangs immer eine niedrigere Literanzahl wählen. Wenn man sich z. B. nicht sicher ist, ob 3 oder 6 Liter angebracht sind, so sollte man lieber 3 Liter verwenden. Es soll keine höhere Verdünnung als empfohlen verwendet werden. Dafür gibt es mehrere Gründe. Einer davon ist, dass wir uns die Möglichkeit für die spätere sukzessive Erhöhung der Potenz erhalten sollen. Ziel ist immer, diejenige Potenz zu verabreichen, die gerade notwendig ist und auf deren Ebene die Störung des Organisationsprinzips liegt. Wenn wir bei der Wahl der Potenz zu hoch liegen, kann das Ziel verfehlt werden oder nur unvollständig getroffen werden. Andererseits muss man auch nicht ängstlich darüber grübeln, ob man mit einer Gabe von 3 anstatt 2 Liter (oder umgekehrt) irgendetwas Grundlegendes falsch macht. Die Wirkung ist bei der Anwendung von einem oder zwei Litern sehr ähnlich. Die Kriterien dienen nur als Orientierung und können nicht als exakte Angaben betrachtet werden. Ein Abweichen um mehrere Liter allerdings kann am Anfang vor allem bei schwacher Vitalität dazu führen, dass das Präparat nicht die maximale Wirkung entfaltet. Auch wenn nur ein Liter Wasser eingesetzt wird, kann das zu Beginn einer Behandlung nützlich sein und eine erkennbare Wirkung liefern. Das ist dann ein solider Boden, um die Anwendung einer höheren Potenz vorzubereiten.

Schon bei der Verwendung eines einzigen Liters entsteht in der Autopathischen Flasche eine so hohe Verdünnung, die die sog. Avogadrosche Zahl (10^{-23}) bei weitem überschreitet und in der sich nach den materiellen Kriterien kein Molekül des ursprünglich eingefügten eigenen Speichels mehr befindet. Generationen von Homöopathen und Fachleute, die Autopathie anwenden, versichern allerdings, dass die Wirkung bei Potenzen, die dieses Limit weit übersteigen, markant und langfristig ist.

Der Abschluss der ersten Konsultation

Als Ergebnis der ersten Konsultation wird auf dem Verpackungskarton der Autopathischen Flasche vermerkt, mit wie viel Liter Wasser in welcher Häufigkeit (einmalig oder öfter) und in welchen Abständen das Präparat angewendet werden soll. Alles andere, was die Herstellung betrifft, ist ausführlich und für jeden verständlich in der mitgelieferten Bedienungsanleitung erklärt. Während der letzten Jahre gab es fast keine zusätzlichen Fragen dazu. Falls sich ein Patient dennoch sorgt, etwas falsch zu machen, beruhige ich ihn mit dem Vergleich, dass die Zubereitung des autopathischen Präparates genauso einfach ist wie die Zubereitung eines Kräutertees.

Am Ende der Konsultation soll auch der obligate erste Kontrolltermin vereinbart werden. Er soll idealerweise 5-6 Wochen nach der ersten Konsultation stattfinden. In diesem Zeitraum treten bei der Behandlung von chronischen Krankheiten die ersten sichtbaren Änderungen zum Besseren auf, zumindest auf einigen Ebenen des Organismus. Der Organismus muss zur Heilung einer chronischen Krankheit genügend Zeit haben, um neue Kräfte zu sammeln und Korrekturvorgänge in Gang zu setzen. Autopathie ist ein Prozess, keine plötzliche Veränderung.

Eine frühzeitigere und/oder häufigere Kontrolle ist notwendig, wenn es sich um einen Zustand mit einer hohen Dynamik, das heißt um eine akute oder lebensbedrohliche Krankheit handelt.

47

Wesentlich ist, dass sich die Patienten während der Behandlungsdauer alle Änderungen ihres Zustandes laufend aufzeichnen, die von normalen täglichen Schwankungen abweichen. Sie sollen dazu ein Notizbuch, ein Heft oder eine elektronische Datei anlegen. Ein Heft ist allerdings besser als ein PC, auf dem die Notizen aus verschiedenen Gründen verlorengehen können (PC-Virus, Tausch des Computers). Notfalls kann man sie auch in einem Tablet Computer, Smartphone usw. speichern. In diesem Fall empfehle ich, die Notizen hin und wieder auszudrucken und gut aufzubewahren.

Beispiel einer solchen Eintragung: 13.3.06 – Schmerzen im rechten Knie; 20.3.06 – seit 3 Nächten keine Einschlafprobleme und durchgeschlafen etc.

Es kann sein, dass einige Tage oder vielleicht sogar einige Wochen keine Änderungen feststellbar sind und der Patient daher nichts aufzeichnen muss. Genauso kann es vorkommen, dass mehrmals täglich Symptome oder Änderungen auftreten, die aufzuzeichnen sind. Neben dem Datum sollte daher auch die Uhrzeit und/oder Dauer angegeben werden. Die Aufzeichnungen dokumentieren die Entwicklung des Zustandes zwischen der ersten und der zweiten Konsultation und sind unverzichtbare Basis für eine erste Auswertung und die weitere Behandlung. Erfahrungen zeigen, dass unangenehme und schmerzliche Empfindungen schnell vergessen werden und die positiven Veränderungen einem schon nach ein paar Tagen ganz normal vorkommen. Diese Eigenschaft hilft uns zu überleben. Es ist daher wesentlich, Änderungen sofort bei ihrem Auftreten aufzuzeichnen, gleich am selben Tag, um hier möglichst genau und authentisch ihre Auswirkungen und Symptome sowie deren Intensität und Dauer zu erfassen. Ein Heft eignet sich zu diesem Zweck besser als ein Kalender, der möglicherweise am Ende des Jahres weggeworfen wird.

Es ist auch sinnvoll den Patienten darauf hinzuweisen, dass wir jederzeit telefonisch für eine eventuelle Konsultation zu erreichen sind, um sein aktuelles Befinden zu besprechen. Dadurch versichern wir ihm auch, dass wir ihn in seiner Entwicklung begleiten und ihm mit unseren Kenntnissen und Erfahrungen zur Verfügung stehen, wenn das notwendig ist. Erfahrungsgemäß wird die Möglichkeit einer telefonischen Konsultation relativ selten genutzt. Aber es ist wichtig, dass der Patient weiß: er ist im Bedarfsfall mit seinen Problemen nicht alleine und kann sich an jemanden wenden. Für Patienten, die weit entfernt wohnen, sind Telefon oder Internetverbindung sehr wichtig.

Bei einer Selbstbehandlung setzen wir eine (Selbst)Kontrolle nach Ablauf eines bestimmten Zeitraums fest und schreiben die Veränderungen nieder. Bei chronischen Erkrankungen ist es ratsam, die Entwicklung erst nach längeren Zeitabschnitten zu bewerten.

Mehr über die vereinfachte Selbstbehandlung erfahren Sie im Teil IV. Die Selbstbehandlung ist nicht kompliziert und die Menschen, die das gesamte Buch im Detail nicht studieren wollten, haben damit trotzdem ausgezeichnete Ergebnisse erzielt. Am besten ist es natürlich, für die Selbstbehandlung die Angaben des gesamten Buches zu verwenden. In manchen Fällen sollte die Selbstbehandlung mit einer fachlichen Beratung kombiniert werden. Eine sachkundige Beratung durch eine eingeweihte und erfahrene Person birgt besonders bei ernsteren Erkrankungen bessere Möglichkeiten als eine Selbstbehandlung. Dennoch kann auch hier eine Selbstbehandlung hilfreich sein, beispielsweise als eine ergänzende Methode.

Kontrollbesprechung

Die Erstbesprechung mit einem Patienten erfordert zwar viel genaue Detailarbeit bei der Erfragung der auftretenden Symptome und der Krankheitsgeschichte des Patienten[7] sowie bei der Erstellung der Daten. Die Hauptarbeit des Beraters liegt aber bei den Kontrollbesprechungen. Hier zeigen sich seine6 Kenntnisse und Erfahrungen am meisten. Autopathie ist ein Prozess. Die Entwicklung zeigt ihre eigenen Gesetze, wie sie auch in der klassischen Homöopathie beobachtet werden, wenn der Patient die auf seine Gesamtheit abgestimmte exakt gewählte sog. Konstitutionsarznei eingenommen hat. Mit dieser Art von Entwicklung habe ich viel Erfahrung erworben, die mir dann bei der Autopathie von großem Nutzen ist. Autopathie ist ein weiterer Schritt in der Homöopathie – die Fortsetzung der Homöopathie mit anderen Mitteln.

Wie bereits erwähnt sollte die erste Kontrollbesprechung erst fünf bis sechs Wochen nach der ersten Konsultation stattfinden, da die ersten Ergebnisse der Behandlung erst nach dieser Zeit beobachtbar sind.

Die Beseitigung von jahrelang festsitzenden chronischen Beschwerden ist ein sukzessiver, manchmal schwieriger und durch individuelle Gegebenheiten limitierter Prozess. Damit wir ihn richtig auswerten und seine Entwicklung beeinflussen

---

7 Das Wort „ihre" wäre wohl richtiger, da sich mehrheitlich Frauen mit alternativen Heilverfahren beschäftigen und Frauen auch die Mehrheit der Heilpraktiker darstellen. An dieser Stelle entschuldige ich mich dafür, dass ich überwiegend die Männlichkeitsform verwende.

können, müssen wir bestimmte Gesetzmäßigkeiten kennen und nach diesen handeln.

Heilungsgesetze

Mittels Autopathie werden dem feinstofflichen Kreativsystem des Menschen, das uns mit dem Universum verbindet, seine ursprünglichen Vibrationen und Melodien zurückgeben, die die gesunden Strukturen des Körpers und des Geistes in seiner ursprünglichen Ordnung bilden. Dieses „kreative System" funktioniert nach bestimmten Regeln und Gesetzen, die wir kennen müssen.

Unser lebenslanger gesundheitlicher Abstieg verläuft im Allgemeinen nach dem Prinzip, das ich die „Gesundheitstreppe" nenne (es gibt freilich Ausnahmen, bei denen der Abstieg so schnell ist, dass man eher von einer Rutsche reden kann). Am Anfang stehen leichte und oberflächliche Beschwerden, die mit der Zeit von inneren und ernsteren Beschwerden abgelöst werden. Parallel dazu nimmt der Schutz des Organismus ab. Der Abstieg ähnelt einer nachlassenden Verteidigung einer Burg: Zuerst fällt die äußere Wehrmauer, dann die innere und zuletzt die Verteidigung des zentralen Teils.

Das Ziel der autopathischen Harmonisierung besteht in der Umkehr dieses gesundheitlichen Abstiegs. Die Rückkehr zur Gesundheit muss dabei wieder auf der gleichen Treppe, aber in umgekehrter Richtung – also nach oben – verlaufen. Im Augenblick der Anwendung des autopathischen Präparats kommt es nach dem Resonanz-Prinzip zu einer besseren Verbindung mit dem Universum, die Vitalkraft erklingt in den ursprünglichen Vibrationen und diese stimmen den Körper und den Geist auf den ehemaligen gesunden Zustand ein, in dem sie vielleicht vor zwanzig oder dreißig Jahren einmal waren. Dieser Prozess ist langsam und passiert in Sprüngen gemäß den Stufen der persönlichen „Gesundheitstreppe". Zwischen den einzelnen

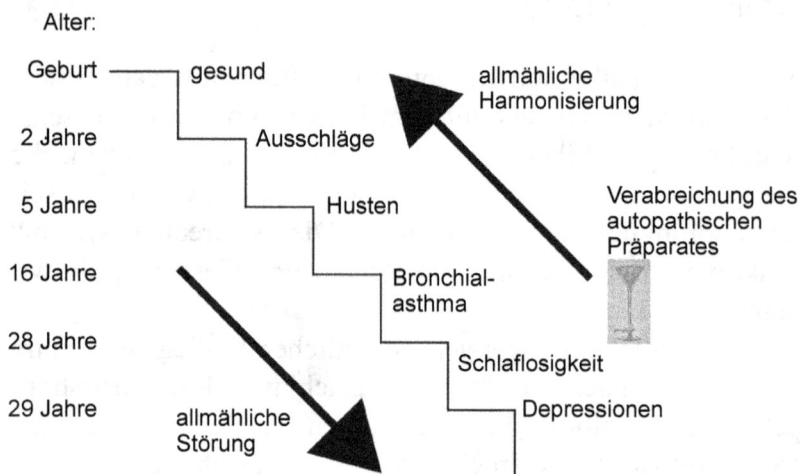

Alter:

Geburt —— gesund   allmähliche Harmonisierung

2 Jahre   Ausschläge

5 Jahre   Husten   Verabreichung des autopathischen Präparates

16 Jahre   Bronchial-asthma

28 Jahre   Schlaflosigkeit

29 Jahre   allmähliche Störung   Depressionen

Erscheinungen können längere Zeitabschnitte ohne merkliche Veränderungen liegen.

Zuerst werden die Probleme, die zuletzt aufgetreten sind und die sich im Innersten befinden – beispielsweise Depressionen – geheilt.

Nach der Beseitigung oder zumindest einer markanten Linderung der Depressionen werden die Schlaflosigkeit und danach das Asthma ausgeheilt. Nachdem die Lungenprobleme vergangen sind oder sich wesentlich gebessert haben, kann nach einiger Zeit Husten mit dem Zentrum des Reizes im Hals (näher an der Oberfläche) auftauchen, der in längst vergangenen Zeiten vor zwanzig Jahren akut war. Nach dem Verschwinden oder einer starken Besserung des Hustens können nach einiger Zeit Ausschläge als ein auf der Oberfläche des

Körpers bestehendes Symptom erscheinen, das einmal am Beginn der lebenslangen Krankheitsgeschichte stand. Dann folgt ein Zeitraum ohne wesentliche Beschwerden. Es bedeutet, dass die Symptome **1) von innen nach außen** geheilt werden. Zuerst die Depressionen und die Schlaflosigkeit und dann das Asthma – der Geist befindet sich in einer weiter innen liegenden Sphäre als die Lunge. Die Lunge wiederum ist ein weiter innen liegendes Organ als der Hals und der Hals ist weiter innen als die Haut.

Die Beschwerden heilen sich auch **2) in der umgekehrten Richtung als sie erschienen sind.** Diese zwei Tatsachen sind die Basis der sog. „Hering'schen Heilgesetze"[8], die in der klassischen homöopathischen, ebenso wie in der autopathischen Praxis angewendet werden.

Das Fortschreiten der lebenslangen Pathologie verläuft üblicherweise von außen nach innen, so wie sich der Schutz des Organismus verringert und sich in die inneren und für das Leben wichtigeren Sphären des Körpers und des Geistes zurückzieht. Die Heilung kehrt diesen Vorgang um. Der Mensch geht durch die vergangenen Frequenzzustände in Richtung Gesundheit. Die Einstimmung des Organismus auf die vorigen, gesünderen Frequenzzustände ist fließend und kann Monate, aber auch Jahre dauern, je nach der Vitalität des Einzelnen und der Pathologiestufe. Manchmal kann der Besserungsprozess auch durch die Umgebung des Menschen behindert werden. Tendenziell bewegt sich der Mensch nach der Verabreichung des Präparates in Richtung Gesundheit, obwohl die Empfindungen und Äußerungen dabei schwankend sind. Sie sind beispielsweise morgens und abends unterschiedlich. Anders heu-

---

8 Urheber ist der amerikanische Homöopath Constantine Hering , der im 19. Jahrhundert lebte.

te und anders morgen. Über einen längeren Zeitraum lässt sich dann aber ein deutlicher Schub beobachten. Gemäß der Regel „in der umgekehrten Richtung als sie erschienen sind" wird auch eine akute Erkrankung geheilt. Da sie sich als letzte manifestierte (z.B. Fieber begleitet von Hals- oder Kopfschmerzen) verschwindet oder verbessert sie sich markant als erste, wahrscheinlich schon während der nächsten 24 Stunden – solche Erfahrung habe ich meistens gemacht.

Danach folgt aber eine weitere ganzheitliche Entwicklung in Richtung Treppe aufwärts, die monatelang dauert. Jeder hat seine individuelle Gesundheitstreppe. Die Abweichungen zwischen den Menschen sind in diesem Punkt manchmal erheblich. Jeder individuelle Organismus weiß selbst genau, was für ihn am wichtigsten oder am bedrohlichsten bzw. am beschwerlichsten und daher „am tiefsten" ist. Entsprechend beseitigt er die Beschwerden selbst: **3) in der Reihenfolge ihrer individuellen Wichtigkeit.** Das ist der dritte bedeutende Grundsatz der Hering´schen Gesetze. Die Prioritäten wählt der Organismus selbst. Das haben wir auch anhand des Falles der älteren Dame mit den Gelenksproblemen gesehen. Ihr Organismus hat unmittelbar nach der Verabreichung des autopathischen Präparates die Gelenksschmerzen beseitigt, die schon seit sieben Jahren andauerten. Eben diese Schmerzen waren ihre wesentlichste soziale, mentale und physische Einschränkung. Davor hat sich jedoch auch ihre psychische Situation (das tiefste Problem) etwas verbessert. In diesem Fall hat also der Organismus den Gelenksschmerz als ein inneres Hauptproblem gewertet, obwohl sich Gelenke aus der Ganzheitssicht eher an der Peripherie des Organismus befinden. Anschließend verschwand auch die leichte Leber-Störung.

In Fällen, bei denen sich die Krankheits-Symptome auf den gesamten Körper verteilen, etwa bei Ekzemen oder chronischen Gelenksschmerzen, erfolgt die Heilung **4) von oben nach unten**. D.h. ein Ganzkörper-Ekzem verbessert sich zuerst im Gesicht, dann am Hals, anschließend auf der Brust und erst zum Schluss an den Beinen. In manchen Fällen verschiebt sich der Ausschlag vor seinem Verschwinden vom Gesicht auf die Beine.

Umkehrsymptome

Während der Behandlung, der Wiedereinstimmung des Organismus, kann man mit Problemen konfrontiert werden, die man früher schon einmal hatte, die aber sehr lange nicht mehr aufgetreten sind. Das Wiederauftreten eines alten Symptoms, sei es Schnupfen, Husten oder eine bestimmte Art von Ekzem, oder ein aus der Vergangenheit bekanntes Gefühl, gehört zum Weg der Besserung. Diese wiederkehrenden früheren Symptome, sogenannte „Umkehrsymptome", verschwinden nach kurzer Zeit wieder. Der Organismus steigt dann über sie nach oben. Es äußert sich natürlich nicht alles noch einmal, was der Mensch in seiner Krankengeschichte je durchgemacht hat, sondern nur Teile davon, und sie sind in der Regel milder und kürzer als die ursprünglichen Äußerungen. Wenn alte Symptome auftauchen, die äußerlicher gelegen sind als das jüngste Problem am unteren Ende der Treppe, dann ist das ein Indiz für die richtige Entwicklung. Der Organismus schreitet durch die alten Frequenzstadien auf der Gesundheitstreppe Stufe für Stufe nach oben. Beim Patienten nimmt gleichzeitig das Gefühl, gesund zu sein, stetig zu. Vom Auftreten eines Umkehrsymptoms sollte man sich daher nicht verunsichern lassen. Wer jedoch dennoch besorgt ist und nicht recht weiß, ob es sich wirklich um ein bloßes Umkehrsymptom handelt, sollte z.B. einen Test durchführen lassen oder einen Arzt um eine Begutachtung bitten. Dies hat keine negativen Auswirkungen auf den autopathischen Prozess. Es ist jedenfalls sinnvoll, einen Autopathie-Berater (http://www.autopatie.de) zu konsultieren. Er/Sie kann beurteilen, ob es sich um ein Umkehrsymptom im Rahmen der allgemeinen Besserung handelt. In diesem Fall erfolgt darauf keine besondere autopathische Anwendung. Falls es sich nicht um ein Umkehrsymptom handelt und vielleicht die Wirkung der letzten Potenz des autopathischen Präparates nachlässt und der Abstieg in Richtung ursprüngliche Pathologie wieder eingesetzt hat, erfolgt eine neuerliche Anwendung des autopathischen Präparates mit erhöhter Potenz. Bei wiederholter Verabreichung des Präparates kann die Wirkung der bisherigen Potenz nachlassen. Dann ist es notwendig, diese um ein bis drei Liter zu erhöhen. Die Umkehrsymptome können auch während einer wiederholten Verabreichung des autopathischen Präparates auftreten.

Aufgetretene Umkehrsymptome, wie z. B. Halsschmerzen, können meist auch autopathisch unterbrochen werden, indem das autopathische Präparat in einer deutlich niedrigen Potenz als die vorige verabreicht wird, z.B. 20 C oder nur 10 C. In den meisten Fällen verschwindet dann das Umkehrsymptom manchmal fast augenblicklich, kommt nach zwei Tagen bis einer Woche wieder und setzt die heilende Transformation nun weiter fort. Keine Angst also vor diesen alten Symptomen. Der gesamte Gesundheitszustand wird im Vergleich zu früher bereits in den ersten Monaten nach der ersten Anwendung normalerweise merklich besser. Kinder z.B., die aufgrund ihrer Krankheiten in der Schule Hunderte Fehlstunden hatten, fehlen dann im Unterricht praktisch nicht mehr oder nur noch selten. Der Grund dafür kann auch das Auftreten von alten Symptomen sein.

Oft werde ich gefragt, wie lange es dauert, bis ein bestimmtes chronisches Problem verschwindet. Es ist zwar sehr individuell; aber aus meiner Erfahrung lässt sich sagen, dass man für Beschwerden, die ein Jahr gedauert haben, mit rund einem Monat Wirkungsdauer ab Einnahme des autopathischen Präparates rechnen muss. Wenn also ein chronisches Leiden seit acht Jahren besteht, dauert es minimal acht Monate bis zum Abklingen. Das ist natürlich nur ein durchschnittlicher Wert. Es kann häufig auch zu einer schnelleren Besserung kommen. Vor allem bei strukturell veränderten Organen ist die notwendige Wirkungsdauer aber meistens länger. Personen mit einer schwachen Vitalität und großen Organveränderungen haben für die Beseitigung bestimmter Beschwerden oft keine Kraft mehr. Hier bedarf es der Anwendung einer anderen, neueren autopathischen Strategie, die weiter hinten im Buch beschrieben wird. Eine Kombination mit Homöopathie kann in solchen Fällen auch nützlich sein. Hier sind meist auch sehr komplexe Zusammenhänge im Spiel. Oft wollen bestimmte Beschwerden den Menschen etwas lehren, mitteilen, ja sogar eine regelrechte Lebenslektion erteilen. Wer das nicht erkennt und keine Lehren daraus zieht, kann das Problem nicht beseitigen. Auch karmische Zusammenhänge sind dabei im Spiel, Belastungen und Verunreinigungen aus dem jetzigen Leben und auch aus vorigen Leben. Da Autopathie auf einer hohen Ebene wirkt, kann sie auch hier helfen und heilen. Manchmal kann allerdings diese unsichtbare und unbekannte karmische Barriere, die sich auf physischer oder auf psychischer Ebene ausdrückt, so stark sein, dass sie die Aufwärtsentwicklung bremst oder gar blockiert. In diesen Situationen muss man demütig sein. Solche karmischen Barrieren können beispielsweise schon lang eingenistete, offen oder versteckt wirkende, sehr ernste physische Pathologien sein – wie ein von Arthrose beschädigtes Gelenk oder eine fortgeschrittene Krebserkrankung. Eine

Barriere auf sozial-psychischer Ebene kann z.B. eine starke Abhängigkeit von einem Partner sein, der die Autopathie aus philosophischen Gründen entschieden ablehnt. Es ist in meiner Praxis daher auch vorgekommen, dass eine Patientin vom Partner regelrecht gezwungen wurde, mit Autopathie aufzuhören, obwohl bei ihr eine subjektiv und objektiv positive Wirkung damit erzielt wurde. Der Zugang zur Autopathie ist primär karmisch bedingt und hängt wesentlich von der inneren Bereitschaft des Einzelnen ab. Lasse ich mich auf diese Therapiemethode ein, weil sie mich anspricht oder lehne ich sie rundweg ab, weil ich sie nicht verstehen oder erklären kann, so die beiden gegensätzlichen Positionen.

Die Wirkung des autopathischen Präparates ist immer individuell und hängt vom innerlichen Gesamtzustand der jeweiligen Person ab.

Reinigende Reaktionen

In den ersten Tagen oder Wochen nach der Anwendung des autopathischen Präparates können reinigende Reaktionen auftreten – eine verstärkte Ausschwemmung von Toxinen aus dem Körper. Das kann sich in Form von häufigerem Harndrang, Stuhlgang oder Schwitzen äußern. Während der Harmonisierung können auch Ausflüsse aus der Nase, Vagina u.Ä. auftreten. Diese reinigenden Reaktionen dauern wenige Stunden bis mehrere Tage, können aber auch gar nicht auftreten. Bei geringer Intensität kann es sich aber auch um Wochen handeln. Nach dieser Reinigungsphase fühlt man sich üblicherweise besser als vorher.

In diese Kategorie möchte ich auch das mentale Symptom des Zorns einordnen. Manchmal äußert er sich bald nach der Anwendung des Präparates, vor allem bei stark unterdrückten

Personen. In manchen Fällen kann es sich dabei um erste Auswirkungen der erwachenden, aber noch nicht gänzlich handhab-
baren Vitalität handeln. Diese Zorn-Periode klingt spätestens
nach einigen Tagen oder Wochen wieder ab.

Heilungskrise

Üblicherweise haben die meisten Patienten mehrere chronische
Beschwerden, wovon eine zumeist stärker oder akut auftritt.
Die übrigen bereiten weniger Schwierigkeiten und werden oft
nicht als krankhaft wahrgenommen. So habe ich beispielsweise eine Dame mit einem Ekzem behandelt, die aber darüber
hinaus an Menstruationsschmerzen litt und seit geraumer Zeit
auch immer wieder Rückenschmerzen hatte.

Immer wieder habe ich beobachtet, dass nach Anwen-
dungsbeginn und nach dem Abklingen eventuell auftretender
Verschlechterungen und reinigender Reaktionen sämtliche Beschwerden um 20 – 40 % gebessert haben, auch wenn diese
lang angedauert haben. Der Organismus sammelt in dieser Zeit
Kräfte zur Beseitigung der Beschwerden. Danach kann es zu
einer leichten Verschlechterung kommen, aber die Beschwerden haben nicht mehr die ursprüngliche Intensität wie vor
dem Beginn der autopathischen Behandlung. So können z.B.
die Regelschmerzen stärker und ausgeprägter wahrgenommen werden. Dann klingt die Beschwerde schrittweise oder
plötzlich ab und tritt nicht wieder auf. Es handelt sich dabei
um eine *Heilungskrise*. Das Gleiche passiert nach einiger Zeit
(vielleicht nach ein paar Monaten) mit Rückenschmerzen – sie
werden stärker wahrgenommen und dann vergehen sie wieder. Schließlich passiert es mit Ekzemen – sie verschlechtern
sich akut und dann, nach einigen Hochs und Tiefs, heilen sie

59

aus. Bevor eine Beschwerde verschwindet, kann sie oft durch das Stadium einer leichten, fast unsichtbaren, manchmal auch gut erkennbaren Verschlechterung gehen. Jede Struktur geht durch ein Stadium der Transformation, bevor sie in einen gesunden Zustand geformt wird. Dieses Transformationsstadium empfinden manche anfangs als unangenehm, besonders dann, wenn die Symptome sich bereits gebessert hatten. Oft handelt es sich nicht direkt um eine Verschlechterung, sondern um eine dringlichere Wahrnehmung des Problems. Diese Phase der Entwicklung nenne ich die „Heilungskrise".

Die Heilungskrise kann direkt vor der Beseitigung des chronischen Problems auftreten. Relativ oft vergeht die Krise fast ohne Bemerkung oder nur andeutungsweise. Es kann ein paar Stunden, bei lang bestehenden strukturellen Problemen aber auch Wochen andauern.

Beim Auftreten von Heilungskrisen werden die Patienten oft ungeduldig. Sie rufen an und suchen eine psychische Unterstützung. Manchmal wollen sie wissen, welche unterstützende Methode sie anwenden können. In solchen Situationen rate ich, drei Tage abzuwarten (manchmal eine Woche, je nach Umständen) und wenn sich die Symptome bessern, weiter zu warten. Wenn keine Besserung eintritt, handelt es sich wahrscheinlich um einen Relaps. Dann ist die Gabe eines höher verdünnten autopathischen Präparates notwendig oder die Anwendungsintervalle müssen geändert werden. Möglicherweise muss dann auch die Art des autopathischen Präparates geändert werden – statt Speichel aus dem Atem, aus dem abgekochten Speichel oder Atem o. ä. (Weiteres in diesem Buch). Die Situation kann selbstverständlich zu jedem Zeitpunkt von einem konventionellen Arzt beurteilt werden. Ziemlich oft fühlten sich die Patienten, die mich besorgt anriefen, am nächsten Tag erheblich besser.

Weitere Dosis

Die Kunst der Autopathie besteht darin, den Augenblick richtig zu wählen, in dem eine weitere Dosis[9] verabreicht werden soll. Da Autopathie ein Prozess und nicht nur eine einmalige Anwendung ist, muss die Gabe des Präparats wiederholt werden, damit die aufsteigende Bewegung auf der persönlichen „Gesundheitstreppe" weitergeführt werden kann. Zur richtigen Zeit – und in der richtigen Potenz.

Das Präparat soll in bestimmten Entwicklungsphasen angewendet werden. „Warte und Beobachte" ist die Grundregel der klassischen Homöopathie. Sie gilt auch hier. Wir observieren, wie der Patient nach den Hering'schen Regeln in Richtung von „innen nach außen" gesundet oder die Probleme „in der umgekehrten Richtung ihres Erscheinens" oder „nach der Folge der Wichtigkeit" vergehen. Solange diese Entwicklung andauert, verabreichen wir das autopathische Präparat nicht neuerlich. Wenn wir beobachten, dass nach der Anwendung des autopathischen Präparates die beseitigt geglaubte Beschwerden erneut auftreten, handelt es sich um einen sogenannten Relaps – ein Umkehrsymptom. Die Entwicklungsrichtung geht nun – entsprechend den Hering'schen Regeln – „in die Richtung von außen nach innen". Die bereits als ausgeheilt geglaubte Schlaflosigkeit kehrt beispielsweise wieder zurück.

---

9 An dieser Stelle führe ich nur den primären Zugang an: eine einmalige Anwendung mit der anschließenden Beobachtung der Reaktion. Das Wiederholen einer Anwendung wird im weiteren Text beschrieben. Die Grafik auf dem Bild 2 gilt jedoch auch für diese Methode. Die oftmalige Anwendung des potenzierten Präparates bringt unsere Lebenskraft auf die gleiche aufsteigende Linie, auf der die gleichen Prinzipien gelten.

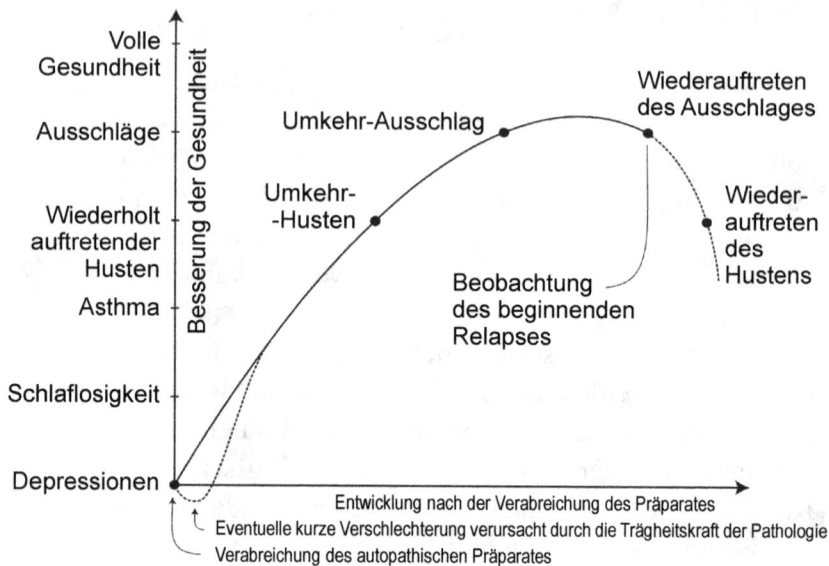

Bild Nr. 2: Reaktion auf die Anwendung des Präparates

Das ist der Anfang eines Relaps, dem Rückfall in den Zustand vor Behandlungsbeginn. In einem solchen Fall ist eine neuerliche Anwendung notwendig.

Die Reaktion auf die Wirkung des Präparates ist in der Grafik dargestellt.

Die vertikale Achse stellt die Pathologie im Laufe des Lebens und ihre einzelnen Etappen dar. Es handelt sich wie im vorigen Treppen-Diagramm um einen Modellfall, der die typische Entwicklung aufzeigt. Der Modellfall liegt in den individuellen Details und der Diagnose anders und läuft auch mit einer anderen Geschwindigkeit ab. An diesem Beispiel wird deutlich, dass sich oberflächliche und nicht ernsthafte Leiden parallel mit dem Sinken der körpereigenen Abwehr schleichend in tiefergehende und bedrohlichere Probleme verwandeln. Der Organismus wehrt sich anfangs auf der Haut-Ebene, später dringen die Beschwerden tiefer in den Organismus ein, beispielsweise zuerst in den Hals, dann noch tiefer in die Lunge. Letztendlich gelangt dadurch die Disharmonie bis in das Persönlichkeitszentrum, in den Geist. Diese Disharmonie verschlechtert sich im Laufe des Lebens immer mehr. Leichte Probleme werden von schwerwiegenden abgelöst, die auf den tieferen Ebenen des Organismus liegen.

Die vertikale Achse stellt bildhaft die einzelnen Etappen dieses lang andauernden gesundheitlichen Abstiegs dar. Am obersten Ende stehen Hautausschläge, an denen ein Patient vom ersten bis zum dritten Lebensjahr gelitten hat.

Später drang die chronische Pathologie oder Disharmonie tiefer in den Organismus ein. Dazu kam ein häufiger und lang andauernder Husten, begleitet von einem Reiz im Hals, während die Ausschläge zurückgingen.

In der Pubertät änderte sich der Husten, das Zentrum des Problems verlagerte sich in die Lunge. Es folgte Atemnot aufgrund von bronchialem Asthma. Zuallerletzt entwickelte sich auch noch eine Disharmonie auf der innersten mentalen Ebene. Der Patient fing an, an Schlaflosigkeit und anschließend an Depressionen zu leiden. Das ist schon eine sehr ernsthafte Disharmonie, die die Lebensqualität wesentlich beeinträchtigt und den Patienten schließlich auch zur autopathischen Behandlung veranlasste.

Die horizontale Achse zeigt die Entwicklung ab Verabreichung des autopathischen Präparates.

Im Achsen-Schnittpunkt wurde jeweils das autopathisch potenzierte Präparat verabreicht.

In den ersten Tagen oder Wochen nach der Anwendung, ausnahmsweise auch nach einer längeren Zeit, kann eine leichte Verschlechterung von chronischen Problemen auftreten, die von der Trägheit der ursprünglichen Pathologie verursacht werden kann. Es wird als ein Abstieg wahrgenommen. Diese Symptome kommen aber weniger oft vor – in etwa 20% der Fälle. Da sie aber vorkommen, sollen sie erwähnt werden. Manchmal wird dieser Zustand als „homöopathische Verschlechterung" bezeichnet. Diese Verschlechterung kann manchmal kaum wahrnehmbar, manchmal aber auch deutlich sein. Mit der fortschreitenden Reaktion kommt die Besserung. Niemals aber kam es bei einem Patienten zu lebensbedrohlichen Verschlechterungen. Die „heilende Intelligenz", die höhere Ebene unseres Wesens, auf die wir mittels des Präparates einwirken, weiß, wo die Grenze liegt. Man kann in dieser Phase nach eigener Überlegung einen Arzt konsultieren, einen Test durchführen lassen und, falls es zweckhaft oder notwendig erscheint, auch übliche Methoden zur Linderung des Verlaufs anwenden, ohne dass die Gesamtentwicklung der autopathischen Reaktion darunter empfindlich gestört wird. Diese Möglichkeit besteht übrigens immer. Als meine Patienten nach der Applikation des APs ärztliche Tests, Blutuntersuchungen, CT, magnetische Resonanz u.Ä. durchführen ließen, zeigten gerade diese die ersten Anzeichen einer Besserung, während die Patienten selbst noch kaum etwas wahrgenommen haben. Die Tests tragen also dazu bei, dass sich das Vertrauen festigt. Außerdem können sie auch ein Kriterium für eine eventuelle Änderung der Dosis sein.

Da sich die Lebenskraft schon ab der ersten Anwendung nach oben in Richtung Regeneration entwickelt, wird eine eventuelle kurzfristige Verschlechterung eines Gelenks oder der Haut gewöhnlich subjektiv gelassener wahrgenommen als früher, als sich diese Verschlechterungen im Rahmen des natürlichen lebenslangen Abstiegs als chronische Erkrankungen geäußert haben.

In den meisten Fällen kommt es bald nach der Anwendung zu einer voranschreitenden Verbesserung. Sie schreitet nach der folgenden hierarchischen Organisation des menschlichen Organismus fort: 1) dem feinstofflichen Organisationssystem des Menschen 2) dem Geist und der Fähigkeit, Emotionen zu verarbeiten, 3) der physischen Organe in der bekannten Hierarchie vom Gehirn über das Herz und die lebenswichtigen inneren Organe (Leber, Nieren u.Ä.) bis zu den Gelenken, Haut und der Nasenschleimhaut. Das Präparat wirkt durch die Resonanz auf das feinstoffliche Organisationssystem. Seine fast augenblickliche Verbesserung zeigt sich im Laufe der Zeit zuerst im Geist. Allmählich bessern sich ernste psychische Störungen, starke Angstzustände, Beklommenheit und Depressionen. Später, manchmal auch fast gleichzeitig, reduzieren sich Schlafstörungen, bei denen nicht nur die Häufigkeit des Auftretens, sondern auch die Dauer der jeweiligen Schlafstörung wesentlich ist. Auch die Abhängigkeit von synthetischen Schlafmitteln kann in der Praxis einen eventuellen Komplikationsfaktor darstellen.

Der Organismus entwickelt sich in Richtung der früheren Gesundheit weiter, in den Zustand bevor bei der Person wiederkehrende Ausschläge zum ersten Mal aufgetreten sind. Die Hering'sche Regel sagt dazu: „Die Heilung findet von innen nach außen statt." Da die Pathologie, die Disharmonie im Gegensatz dazu im Laufe des Lebens üblicherweise von der Peripherie von außen nach innen fortschreitet (die ernsthaftesten inneren Probleme äußern sich im Laufe des Lebens erst nach den leichteren und oberflächlicheren), bedeutet es meistens gleichzeitig: „Sie heilen in der entgegengesetzten Richtung als sie in Erscheinung getreten sind."

Ganz im Sinne der heilenden Entwicklung von innen nach außen sind unter dem Einfluss des Präparats nicht nur die Depressionen, sondern anschließend auch die asthmatische Atemnot verschwunden, nach einiger Zeit dann auch der Husten, der dem Entstehen des Asthma vorausging. Aber der Husten kann zurückkommen, weil dessen Zentrum nun weiter außen im Hals liegt. Doch auch dieser „andere" Husten verging nach einiger Zeit, da sich der Patient auf der aufsteigenden Kurvenlinie der Gesundheitstreppe befand.

Danach, vielleicht nach einer mehrmonatigen Ruheperiode, erreichte der Betroffene ein Stadium, in dem er für einen kürzeren Zeitraum von Tagen oder Wochen Hautausschläge bekam. Die Pathologie wurde also noch stärker zur Oberfläche gedrängt. *Auf dem Weg zur Gesundheit lief der Patient also seine verschiedenen vergangenen Stadien durch.* Nicht alle, sondern nur manche dieser alten Krankheitserscheinungen traten auf, und diese auch mit abgeschwächter Intensität und Dauer. Es handelt sich wie gesagt um „alte Umkehrsymptome", um vergangene Frequenz-Ebenen, durch die man auf der Gesundheitsleiter zurück zu der ursprünglichen, gesunden Melodie gelangt. Eine wirklich bedrohliche ehemalige Erkrankung, wie beispielsweise ein Herzinfarkt, kann bei Umkehrsymptomen allerdings nicht auftreten. Ein solcher Fall ist mir bisher noch nie bekannt geworden. Denn es ist unser hohes Ich, die Dynamis, die die Heilung hervorruft. Es ist kein blinder Prozess. Außerdem wirken wie oben dargestellt die Hering'schen Regeln: die bedrohlichste Schädigung oder die *Neigung zu einer ernsthaften Erkrankung* heilen zuerst.

Zwischen dem Auftreten der verschiedenen Umkehrsymptome liegen längere Perioden relativer Ruhe. Das Gesundheitsgefühl steigt.

Schließlich kommt der Patient zum Höhepunkt der harmonisierenden Wirkung der zuletzt angewandten Dosis. Das könnte bedeuten, dass der Patient das Stadium der nachhalti-

gen Gesundheit und eine hohe Widerstandskraft erreicht hat.
Aber: dies ist in der Regel nicht durch eine einmalige, sondern
nur durch mehrfache Anwendung des autopathischen Präparates mit jeweils gesteigerter Potenz zu erzielen.

Es gehört zu den wichtigsten Aufgaben eines Autopathie-
Beraters, den Wendepunkt zu erkennen, an dem sich nach drei,
acht oder achtzehn Monaten der aufsteigenden Entwicklung die
Kurvenlinie der Genesung nach unten wendet. Falls man das
AP nur einmal anwendet, kann man die Entwicklung einfach
abwarten und beobachten, wie die Gesamtentwicklung entsprechend den Hering'schen Regeln an der aufsteigenden Seite der
Kurvenlinie abläuft. Im Falle einer laufenden, regelmäßig wiederholten Anwendung kann man zwar in gleichen Intervallen
und Potenzen einhalten. Aber es ist bei komplexeren Krank-
heitsverläufen am besten, die Entwicklung zu beobachten und
im richtigen Moment die Wiederholung der Anwendung mit
einer gesteigerten Dosis den Genesungsprozess zu unterstützen. Wenn der eben genannte Wendepunkt rechtzeitig gleich
im Keim und nicht erst nach der kompletten Rückkehr des ursprünglichen schlechten Zustandes erkannt wird und dann das
Präparat angewendet wird, setzt der Organismus die Harmonisierung weiter fort, d.h. die Bewegung auf der Kurvenlinie geht
weiter nach oben. In der Regel wird das AP dann in einer höheren Potenz verabreicht. Wenn dieser Wendepunkt der Gene-
sungskurve nicht erkannt wird, hat der Organismus die Tendenz,
in die ursprüngliche Pathologie zurückzukehren. Der Abstieg
der Gesundheitslinie kann langsam verlaufen, aber auch ganz
abrupt sein. In der Homöopathie wird es „Relaps" genannt. Es
handelt sich um die Beendigung der harmonisierenden Wirkung
der ersten Dosis. Bei wiederholter Anwendung handelt es sich
um die Beendigung der Wirkung der bisherigen Potenz; die Potenz muss nun neuerlich erhöht werden.

Wie erkennt man einen Relaps, oder besser noch: den Beginn eines Relapses? Es ist nicht ganz einfach. Die Sache wird vor allem dadurch verkompliziert, dass die Kurvenlinie des gesundheitlichen Aufstiegs nicht linear, so wie wir sie zur theoretischen Darstellung gezeichnet haben, sondern leicht gewellt verläuft. Unser gesundheitlicher Zustand schwankt tagesaktuell immer nach oben und unten. Wir fühlen uns anders am Morgen und anders am Abend, und unsere Beschwerden äußern sich während des Tages und der Nacht unterschiedlich. Erst durch den Vergleich der Zustände über einen längeren Zeitraum hinweg können wir daher bewerten, ob wir uns tatsächlich auf der aufsteigenden Linie bewegen. Dieses praktische Problem wird bis zum gewissen Grad von der Technik der regelmäßig wiederholten Potenz gelöst.

Der Ablauf einer Kontrollbesprechung

Fünf bis sechs Wochen nach der ersten AP-Anwendung nimmt man den Abgleich mit den Aufzeichnungen der ersten Eingangsuntersuchung vor. Die dort angeführten Probleme und Beschwerden werden nun der Reihe nach verglichen und zumindest anhand folgender einfacher Fragestellungen analysiert:

Besteht diese Beschwerde noch? Ist sie gleich geblieben? Hat sie sich irgendwie verändert? Hat sie die gleiche Intensität? Wiederholt sie sich in gleichen Abständen oder in einem anderen Intervall?

Die Ergebnisse dieser schrittweisen und systematischen IST-Situationsanalyse werden dann mit Datum versehen und eingetragen. Kein Punkt der ursprünglichen Aufzeichnung darf dabei ausgelassen werden.

Es handelt sich um keine Pedanterie, sondern um eine wesentliche, ja unentbehrliche Wirkungsanalyse. Es ist mir immer wieder passiert, dass Patienten zur Kontrolle kamen und gleich beim Hereinkommen: „Es ist gar nichts passiert" meldeten. Nachdem wir dann gemeinsam die Erstaufzeichnungen Punkt für Punkt durchgegangen sind und mit dem aktuellen Zustand verglichen haben, zeigte sich, dass sich die Hälfte der Probleme markant gebessert hatte und selbst chronische Beschwerden zur Gänze verschwunden waren. Hier kommt ein für das Leben hilfreiches psychisches Phänomen zum Tragen, dass wir Menschen vergangene Schmerzen und Krankheiten oder negative Erfahrungen rasch vergessen. Wenn jemand vor zwei Monaten regelmäßig unter Kopfschmerzen litt, die mittlerweile aber abgeklungen sind, erinnert er sich spontan gar nicht an sie. Seine Aufmerksamkeit – und daher auch seine Klage – widmet sich immer nur akuten Problemen, z.B. einem aktuellen Ausschlag (eine Beschwerde auf der Peripherie) oder einer Schlafstörung. Ehemalige Probleme wie die Kopfschmerzen werden nicht mehr wahrgenommen und vergessen.

Nach diesem detaillierten Vergleich von Erstuntersuchung und IST-Zustand erfolgt ein Abgleich mit den persönlichen Aufzeichnungen des jeweiligen Patienten. Hier geht es darum, die vom Patienten aufgezeichneten markanten Änderungen zu analysieren, die in der Zwischenzeit festgestellt wurden. Wie schon betont, sind diese Patienten-Aufzeichnungen absolut notwendig, da wir unangenehme Sachen rasch vergessen. Nur durch diese vom Patienten regelmäßig durchgeführten Notizen lässt sich der chronologische Verlauf nachvollziehen, in dem die Symptome abklingen oder für kurze Zeit auftauchen und dann wider verschwinden. So erkennt man, dass sich vielleicht schon vor Wochen der Beginn eines Relapses abgezeichnet hat, der entgegen der Hering´schen Regel verläuft.

Nach einer längeren Zeit kommen beispielsweise Ausschläge, die aber schon einmal vorher nach der Anwendung von AP auftauchten, kurz zurück und verschwinden dann wieder (siehe unser Graph, Kap. 4). Die Kurvenlinie der Gesundheit fängt an, sich in Richtung nach unten zu beugen.

Oder eine im Inneren gelegene Beschwerde – Schlaflosigkeit, schlechte Träume, Beklommenheit, Atemnot, u.Ä. – kommt plötzlich zurück und dauert länger an. Die Intensität kann allerdings niedriger sein als vor dem Beginn der autopathischen Harmonisierung.

Relativ oft drücken sich in den Aufzeichnungen die ersten Anzeichen eines Relapses in einem tiefer gelegenen psy-

chischen Problem aus, beispielsweise in einem schlechteren Schlaf, mit bedrückenden Träumen usw.; dabei kann aber eine äußere physische Besserung wegen der Trägheitskraft weiter bestehen. Sobald das tiefer gelegene Problem zurückkommt und länger (zumindest zwei Tage) andauert, ist klar – der Relaps ist da. Die Symptome setzen sich in Richtung nach innen, gegen die Hering'schen Regeln, d.h. in Richtung der natürlichen Pathologie, fort. Die Heilung soll aber von „innen nach außen" verlaufen, wie wir bereits wissen.

Asthma

Beispiel aus der Praxis: Relaps richtig erkennen

Bettina, 16, aus Bayern kam im Herbst 2002 mit ihrer Mutter zu mir. Sie litt an starkem Bronchialasthma. Es bestand eine genetische Disposition, da schon ihr Großvater mütterlicherseits an Asthma starb. Die Beschwerden bestanden bereits seit fünf Jahren. Erstmals trat die Atemnot nach der Scheidung der Eltern und der Trennung vom Vater auf. Bettina wachte häufig in der Nacht auf und bekam keine Luft. Schon beim Treppensteigen in den ersten Stock bekam sie starke Atemnot. Nach Anfällen musste sie sich auf den Boden legen, damit sie sich wieder beruhigen und erholen konnte. Regelmäßig benutzte sie ein Spray zur Lockerung des Krampfes. Aber die Wirkung war nur begrenzt. Sie musste auch noch weitere Medikamente nehmen. Nach jedem Asthmaanfall war sie sehr müde. Überhaupt war ihr Leben von einer chronischen Müdigkeit begleitet. Sie litt außerdem an einem Stickhusten. Aufgrund ihrer Krankheit konnte sie weder Rad fahren noch bergauf gehen, weil sie sofort ermüdete und keine Luft bekam. Schon fünf Minuten Gehen auf ebener Straße führte zur

71

Erschöpfung. Kleinere Ereignisse führten zu Angstgefühlen, z.B. vor den täglichen Treffen mit ihrem Freund oder vor einer Party. Bettina ist durchaus gesellig, allerdings auch schnell beleidigt. Bei ihrem ersten Besuch empfahl ich ihr eine sorgfältig ausgewählte, hoch potenzierte Arznei nach der klassischen Homöopathie, die sie nur einmal nehmen sollte.

Zehn Monate später besuchte sie mich wieder und berichtete über ihre Entwicklung. Die Atmung hatte sich nach der Anwendung der Arznei für lange Zeit stark verbessert. Im Winter und im Frühjahr war sogar ihre chronische Müdigkeit abgeklungen. Vor drei Wochen war allerdings plötzlich eine generelle Verschlechterung eingetreten (Achtung Relaps!). Jeden zweiten Tag hatte sie nun wieder asthmatische Beschwerden und musste das Spray und die Tropfen wieder einnehmen, die sie bereits nicht mehr benötigt hatte. Nach jedem Anfall bekam sie Kopfschmerzen (die Bewegung der Symptome in Richtung nach innen, das Gehirn ist ein inneres Organ, es bewegt sich gegen die Hering'schen Regeln). Sie war dauernd müde. Sie hustete. In der Nacht wachte sie auf, hatte ständig Schlafstörungen (Verschlechterung des psychischen Zustandes, ein inneres Problem).

Nun empfahl ich ihr, die autopathische Methode anzuwenden. Zu Beginn sollte sie dazu ihren eigenen Speichel in der Autopathischen Flasche mit fünf Liter Wasser potenzieren.

Die weitere Kontrolle erfolgte telefonisch. Drei Wochen nach der Anwendung teilte sie mir mit, dass sich ihre Atmung verbessert hatte. Die Atemnot war abgeklungen. Der Husten dauerte aber noch an. Gleich nach der Anwendung kamen Kopfschmerzen, die sie von vorher kannte, allerdings nur einmal (ein alters Umkehrsymptom).

Zwei Monate nach der Anwendung hatte sie nur noch leichten Husten. Sie musste nicht mehr nach jeder kleinen Anstrengung husten. Auch nachts wachte sie nicht mehr auf. Auch die Atemnot war weg. Sie benötigte kein Spray und keine weiteren Arzneien mehr. Jetzt bekam sie aber Schmerzen an beiden Knien. Diese Beschwerde hatte sie in der Kindheit ab und zu gehabt (die Symptome drinnen vergingen, auf der Oberfläche, in den Knien verschlechterten sie sich, es bewegt sich daher nach der Hering'schen Regel von „innen nach außen", gleichzeitig handelt es sich um ein altes Umkehrsymptom).

Dann, sechs Monate nach der Anwendung berichtete mir ihr Stiefvater verwundert: Bettina ist plötzlich fleißig und arbeitet gern. Sie hilft zu Hause mit und hält ihr Zimmer ordentlich und rein. Das war früher undenkbar. Sie fühlt sich jetzt psychisch viel besser und ist witzig. Sie hat überhaupt keinen Husten und keine Atemnot mehr und ist aufgeweckt. Auch ihre Knie schmerzen nicht mehr.

Acht Monate nach der Anwendung: Bettina hat keine Probleme, ist fleißig und ist sowohl schulisch als auch gesellschaftlich voll ausgelastet.

Elf Monate nach der Verabreichung rief der Stiefvater erneut an und berichtete über ihren Zustand: Bettinas Atmung ist immer noch gut, sie hustet nicht und fühlt sich auch nicht müde, aber seit kurzem treten erneut die Kopfschmerzen auf. Bettina ist auch wieder grantig. Die wieder auftretenden Kopfschmerzen signalisieren eindeutig, dass die Beschwerden anfingen, nach innen zu treten. Die Hering'sche Regel wurde also verletzt, da es sich um die Rückkehr einer schon ausgeheilten und mehr im Inneren gelegenen Beschwerde handelte. Das war ein beginnender Relaps, und das bedeutete, dass damit das Ende der Wirkung der vorigen Dosis erreicht war. Hätten wir jetzt nichts unternommen, dann wäre mit der Zeit auch die Atemnot wieder zurück gekommen. Ich empfahl daher, dass sie ab sofort eine neue Verdünnung mit zehn Liter Wasser anwenden soll. Nach rund zwei Monaten berichteten mir ihre Eltern, die mittlerweile ebenfalls meine Patienten waren: Bettina ist nun ganz in Ordnung. Sie betreibt intensiv Sport. Ihre Beschwerden sind ausgeheilt.[10]

Einen Relaps zu erkennen, ist in den meisten Fällen nicht allzu schwierig. Wichtig ist dabei aber, nicht vorschnell auf einen momentanen, kurz andauernden Verschlechterungszustand zu reagieren. Es ist besser, etwas zu warten und genau zu beobachten, um was es sich genau handelt: Es kann eine kurze vorübergehende Verschlechterung in Form der „heilenden Krise" sein oder auch eine aktuelle Reaktion auf ungünstige äußere Bedingungen, wie z.B. psychische (z.B. bei der Arbeit), ökologische (z.B. durch erhöhte Schadstoffbelastung in der Luft) oder ähnlichen Belastungen. Eine ein- oder zweitägige Verschlechterung muss keinen Relaps bedeuten und auch nicht das Ende der Wirkung der vorigen Dosis. Man muss daher genau prüfen, ob die Entwicklung den Hering'schen Regeln entspricht oder nicht. Hier erinnern wir uns an unseren Graph und an das Motto: Warten und beobachten.

---

10 Es sei hier angemerkt, dass Bronchialasthma durch die Mittel der konventionellen Medizin unheilbar ist.

Hindernisse in der Harmonisierung

Es gibt viele Hindernisse und Bremsen, die die positive Entwicklung im Rahmen der autopathischen Anwendung hemmen, z.b. chemische Stoffe und Produkte, egal ob sie aus Umwelteinflüssen resultieren oder bewusst eingenommen werden, eine hohe Belastung durch ungeeignete Ernährung, beispielsweise durch zu süße, zu fette oder zu salzige Speisen, Elektrosmog, zu viel Alkohol, Drogen, der Aufenthalt in einer stressigen Umgebung oder ein niedriger pH-Wert des Organismus. Sie können einen störenden Einfluss auf den Organismus auslösen.

Autopathie kann die nötige Kraft geben, um die äußeren Einflüsse besser zu bewältigen. Manchmal kann sie sogar bestimmte Zwangshandlungen auflösen. Beispielsweise litt eine Frau unter „Schokoladensucht" und „musste" pro Tag mindestens zwei Tafeln Schokolade essen. Sie stellte am Abend nach der erstmaligen autopathischen Anwendung erstaunt fest, dass sie den ganzen Tag über ständig an einer angebrochenen Tafel Schokolade vorbei ging, ohne sie zu beachten. Während der weiteren Behandlung hat sie zwar wieder Schokolade gegessen, aber nun nur noch mäßig.

Ein anderes Beispiel: Eine verzweifelte und gestresste Patientin hatte sehr lange und ohne Erfolg nach einem Job gesucht. Kurz nach der Anwendung der Potenz 3 M (3000 C) eines autopathischen Präparates bekam sie gleich zwei sehr attraktive Angebote. Der Stress reduzierte sich stark. War es ein Zusammentreffen von Umständen, ein Zufall oder Hilfe aus einer höheren Sphäre?

Der richtige Lebensstil unterstützt die autopathische Behandlung und verbessert vor allem ihre Wirkung. Konkret heißt das: mehr Bewegung, mehr Gemüse, weniger Gifte, mehr Liebe zu den anderen und zu sich selbst, mehr Spiritualität oder/und Meditation u.Ä. Dazu gehören auch die Reduktion der Übersäuerung des Organismus und die Erhöhung seines pH-Wertes. Das bedeutet aber nicht, dass wir gleich nach der Anwendung unsere Lebensgewohnheiten radikal und mit Zwang ändern sollen. Diese werden sich möglicherweise ganz von alleine Schritt für Schritt ändern, so wie die Harmonie in unser unharmonisches Leben eintritt. Es ist gut, sich gegen diesen Trend nicht zu wehren.

Wenn es uns nicht gelingt, die eine oder andere hinderliche Gewohnheit zu ändern, z.B. weil wir eine Vorliebe für sie haben und sie gar nicht ablegen wollen, oder unsere Umgebung es nicht zulässt, dann muss das noch keine entscheidende Bedeutung haben. Denn die fortschreitende Harmonisierung „umfließt" so manches Hindernis geradezu und entwickelt sich weiter – vielleicht etwas langsamer als sie könnte, wenn das Hindernis nicht vorhanden wäre.

Bestimmung der Verdünnungsstufe bei Kontrolluntersuchungen

Solange sich die Entwicklung nach der letzten Anwendung auf einer aufsteigenden Linie befindet, können wir abwarten. Nach der Hering´schen Regel bessern sich die Symptome also von innen nach außen und idealerweise auch in der umgekehrten Richtung als sie gekommen sind; vielleicht bessern sich die Symptome auch in der Reihenfolge ihrer Wichtigkeit. Solange also diese Entwicklungsrichtungen erkennbar sind, wenden wir kein neues autopathisches Präparat an. Wir lassen den Organismus seine Arbeit der Erneuerung ungestört verrichten. Zu einem bestimmten Zeitpunkt aber – das kann nach einigen Wochen, Monaten oder Jahren sein – kommt es aber üblicherweise dazu, dass die gesunde und harmonische Melodie unseres Organismus anfängt, sich zu verschlechtern und in Richtung des ursprünglichen Zustandes vor der Behandlung zurückzukehren. Es handelt sich dabei um die Tendenz in die „natürliche" Pathologie abzusteigen. Diesen Umkehrpunkt zum Schlechteren müssen wir rechtzeitig erkennen, idealerweise schon im Stadium seiner ersten Anzeichen. Das kann zum Beispiel dann der Fall sein, wenn sich eine Beschwerde zeigt, die der Organismus im Rahmen der Umkehrentwicklung bereits durchgemacht hat, z.B. ein Ausschlag wie es auf unserem Graph dargestellt ist. Oder wenn im Inneren gelegene und bereits verbesserte Probleme wie Angstgefühle, Schlaflosigkeit, Nervosität wieder kommen und bleiben, während die äußeren Symptome noch verbessert bleiben. Das bedeutet, dass die Entwicklung nach innen gegen die Hering´schen Gesetze schon im Gange ist. Daraufhin müssen wir rechtzeitig das nächste Präparat verabreichen oder das Präparat wieder regelmäßig wiederholen und zwar in einer bestimmten, individuell passenden Verdünnung/Potenz – um so die Entwicklung auf unserer Gesundheitstreppe wieder nach oben umzukehren.

Falls die Reaktion auf die letzte Anwendung sehr gut war und eine lang andauernde markante Verbesserung oder gar eine Beseitigung von Beschwerden gebracht hat, heißt das, dass wir genau auf die feinstoffliche Ebene eingewirkt haben, auf der sich die Beschwerde entwickelt hat. Dann ist es wichtig, sich von dieser Ebene nicht allzu weit zu entfernen und die Potenz nur mäßig zu erhöhen, oder auch, sie noch einmal mit der gleichen Potenz zu wiederholen. In einem Fall kann das AP aus 6 L beispielsweise ein Jahr wirken. So könnte es z.B. sein, dass chronische blutige Durchfälle beseitigt und die psychische Situation eines Patienten gravierend verbessert wurden. Wenn dann die Durchfälle vereinzelt wieder auftreten – vielleicht nur zwei oder drei Mal –, sollte man ein Präparat aus 7 Liter Wasser anwenden.

Es könnte aber auch sein, dass nach der letzten Anwendung zwar eine günstigere, aber nicht wirklich zufriedenstellende Reaktion aufgetreten ist. Z.B. könnten sich die Durchfälle zunächst deutlich reduziert haben und das Blut wäre großenteils verschwunden und erschiene nur ausnahmsweise wieder. Der Schlaf hätte sich auch verbessert, aber die Patientin würde trotzdem drei Mal in der Nacht aufwachen. Wenn nun diese Besserung schon drei Monate lang angedauert hätte, und dann würde der Fall eintreten, dass die Durchfälle wieder häufiger auftreten, dann können wir von den ursprünglichen sechs Litern auf neun, oder sogar auf die doppelte Menge von zwölf Litern gehen. Wir probieren dann also eine erheblich höhere Potenz aus. Denn das Problem des Patienten könnte tiefer liegen als wir ursprünglich vermutet haben und unsere Potenzierung wäre nicht genau genug angesetzt worden. Allerdings muss auch folgendes beachtet werden: Früher habe ich in den meisten Fällen empfohlen, die Potenzen stark bis zur doppelten Menge zu erhöhen. Die Erfahrung hat mich aber gelehrt, dass eine so schnelle Erhöhung der Potenz in manchen Fällen und bei einer längeren Wirkung nicht immer der beste Weg ist. Dadurch kann es passieren, dass die optimale Ebene verlassen wird, auf der die Störung des Organisationssystems geheilt werden kann. Ich habe deshalb die Potenzierung wieder absenken müssen. Trotzdem hat sich in manchen Fällen die höhere Potenzierung bewährt. Das bedeutet nichts anderes als zu versuchen, den individuellen Zugang zu jedem einzelnen Patienten zu finden. Generell gilt aber: Wenn wir die Potenzen nur allmählich und langsam erhöhen, eventuell sogar dieselbe wiederholen, eröffnen wir uns einen größeren Spielraum für die Wirksamkeit höherer Potenzierungen in der Zukunft.

Ich habe festgestellt, dass sich die Mehrheit meiner erfolgreichsten Fälle zwischen den Potenzen von 80 C (2 l) bis 2 M (25 Minuten unter fließendem filtriertem Wasser – das entspricht ca. 50 l) befand. Es gab auch sehr erfolgreiche Fälle, die langfristig mit der Potenz 3 M oder 10 M behandelt wurden. Im letzten Fall handelt es sich um einen Jungen der unter einer juvenilen Arthritis litt. Er reagierte erst nach der Dosis 10 M, die wiederholt im Zeitraum von zwei Jahren verabreicht wurde. Erst dann hörten die Gelenksschmerzen gänzlich auf, ebenso wie andere seiner chronischen Symptome. Allerdings muss hinzugefügt werden, dass den Anwendungen der hohen Potenzen von 1 M und höher eine Reihe von Anwendungen mit niedrigeren Potenzen vorausging. Ich erhöhe niemals um mehr als das Zweifache der vorigen Potenz.

Falls man mit der Potenz allzu stark nach oben gegangen

ist und sie weniger wirksam und auch die Wirkdauer geringer ist als bei der vorigen Potenz, sollte man bei der nächsten Anwendung auf die niedrigere Potenz zurückgehen. Es besteht keine Notwendigkeit, immer und in jedem Fall die Potenz zu erhöhen. Es ist wichtiger, die optimale feinstoffliche Wirkungsebene zu suchen, die bei jedem etwas anders ist.

Seit dem Jahr 2007 praktizieren meine Schüler und ich auch die *regelmäßige Anwendung* des autopathischen Präparates. Sie hat sich vor allem bewährt, wenn die einmalige Anwendung nicht so besonders zufriedenstellen war (entweder bei einem der Symptome des Klienten oder insgesamt). Das ist zum Beispiel nicht selten der Fall, wenn die Pathologie fortgeschritten ist, bei einer starken konventionellen Medikation wenn die Gründe nicht bekannt (sagen wir karmisch) sind. Ich habe mich dabei von einer homöopathischen Methode aus Indien inspirieren lassen. Bei ihr wird eine potenzierte Arznei in einem regelmäßigen Intervall wiederholt angewendet, besonders wenn es sich um eine ernste Pathologie handelt. Die Potenzierung wird nur gelegentlich und nur sanft erhöht. Dieses Vorgehen ist offensichtlich erfolgreich, und ich habe es für meine eigene Praxis übernommen.

Ein Beispiel: Eine Klientin entspricht mit ihrer Vitalität ideal der Potenzierung von 31 (120 C). Ich empfehle ihr, das Präparat in dieser Potenz so herzustellen und anzuwenden. Ihre Autopatische Flasche soll sie dann für die weitere Verwendung gut verschlossen aufbewahren. Diese Anwendung soll sie künftig in der gleichen Potenzierung einmal pro Woche durchführen bis die Wirkung entweder nachlässt oder aber der Organismus markant gestärkt ist. Bei diesem Vorgehen rate ich, die Potenz jeweils nur um einen bis eineinhalb Liter zu erhöhen. Das Intervall der Verabreichung kann dem Zustand entsprechend gewählt werden. Die Flasche soll nach der Anwendung zur Aufbewahrung leicht ausgeschüttelt werden, damit nicht allzu viel Wasser zurückbleibt. Bei wiederholter Anwendung und Benutzung der Flasche muss diese *spätestens nach drei Monaten durch eine neue ausgetauscht werden*. Man darf nämlich das Erinnerungsvermögen des Glases nicht vergessen ebenso wenig wie die Tatsache, dass sich im Zeitablauf das Vibrationsbild unseres Organismus langfristig ändert. Nach einer längerfristigen Verwendung der Flasche vermischen sich im Glas gespeicherte feinstoffliche Abdrücke mit der neueren, aktuellen Information. Somit entsteht ein gewisser Durchschnitt, der der aktuellen Frequenz immer weniger ähnelt. Dadurch verliert das Präparat die Wirksamkeit. Schließlich kann sie ganz ausbleiben. Bei dieser Anwendungsweise erhöht man die Potenz nur um einen bis eineinhalb Liter und zwar nur dann, wenn die Wirkung der wiederholt verabreichten Präparate entweder schwächer wird, oder wenn der Organismus so gestärkt ist, dass man die Potenz erhöhen kann. Entsprechend kann auch das Intervall der Verabreichung dem Zustand des Patienten angepasst werden.

Im Fall einer sehr ernsten, lebensbedrohlichen Pathologie, z.B. in einem Koma nach einem Autounfall, ist eine sehr kurze Anwendungsfrequenz erforderlich, z.B. jeden zweiten Tag, täglich, manchmal sogar mehrmals täglich. Dies hat sich in drei Fällen, bei denen es zu einer unerwarteten Lebensrettung gekommen ist, als erfolgreich herausgestellt. Ähnlich kann man in einem fortgeschrittenen Stadium einer sehr ernsten, lebensbedrohenden Krankheit vorgehen. Im Laufe der Zeit ist es möglich, im Zuge der schrittweisen Besserung das Anwendungs-Intervall zu verlängern. Etwa nach zwei bis vier Monaten, erhöhen wir die Potenz, aber in der Regel um nicht mehr als einen Liter – und immer unter mehrmaliger Anwendung der gleichen Verdünnung. Wenn sich der Klient nach Anwendung der erhöhten Potenz schlechter fühlt, sollte man erneut die vorige Potenz anwenden, die gut gewirkt hat. Ich verweise dazu auf die abschließenden Beschreibungen im Kapitel „Zusammengefasste Fallbeschreibungen."

Sobald das Ziel erreicht ist und eine markante Verbesserung oder gar ein völliges Abklingen der Beschwerden eingetreten ist, sollte man die **Verabreichung stoppen und abwarten – und beobachten.**

Die gerade beschriebene Methode der wiederholten Anwendung und der mäßigen Erhöhung der Potenz birgt einige Vorteile: Sie verhindert einen Relaps. Falls wider Erwarten dennoch ein Relaps auftreten sollte, verkürzt man die Zeitabschnitte zwischen den Verabreichungen. Das kann vor allem bei ernsten Zuständen oder bei einer Selbstbehandlung einen wichtigen Effekt haben. Normalerweise beginnen wir mit der auf die individuelle Vitalität abgestimmten Potenzierung (siehe Kapitel *Individuelle Bestimmung der Potenz*). Die Alternative dazu ist, dass man auch mit einer niedrigeren Potenz anfangen und diese über ein paar Wochen bis zur optimalen Verdünnung hochpotenzieren kann. Beispiel: Bei einem Patienten, dessen Konstitution 6 Litern entspricht, beginnt man mit 4,5 Liter 1 mal pro Woche. Meine Behandlungsergebnisse deuten eindeutig darauf hin, dass die oftmalige Anwendung auf das Organisationszentrum einen viel stärkeren Resonanzeffekt hat als eine einmalige Verabreichung. Das belegen auch die Erfahrungen der indischen Homöopathen und auch Hahnemanns Aufzeichnungen über die Wirkung von regelmäßig wiederholten Gaben der sog. LM Potenzen. Die Analyse/Beurteilung, ob die Entwicklung sich noch nach den Hering´schen Regeln entwickelt oder sich schon im Relaps befindet, ist nämlich manchmal fachlich sehr anspruchsvoll. Das kann man bei einer häufigeren Verabreichung vereinfachen. Kurzum: Wir wiederholen die Anwendung in einem regelmäßigen Intervall von einer Woche, unabhängig vom feststellbaren Effekt. Ab dem Zeitpunkt, an dem eine markante Verbesserung oder das Ziel der Behandlung erreicht werden, können wir die Anwendung des Präparates unterbrechen oder, um die Aufrechterhaltung des Zustandes sicherzustellen, das Intervall der Gaben stark erhöhen. Falls die Beschwerden erneut aufkommen, kann man die Verabreichung wieder starten. Es ist interessant zu beobachten, dass sich bei einer langfristigen Anwendung von regelmäßig wiederholten Dosen die Gesundheitslinie ähnlich nach oben entwickelt wie bei einer richtig gewählten einmaligen Potenzierung. Falls die derzeitige Potenz beginnt, an Wirkung zu verlieren, sich die positive Veränderung abschwächt oder sich die Wirkungsdauer verkürzt, erhöhen wir die Verdünnung gewöhnlich um einen bis drei Liter. Diese Methode stört auch die Wirkung von möglichen Antidotationen und hilft die Hindernisse im Heilungsprozess zu überwinden. *Sie eignet sich vor allem für Menschen, die regelmäßig Medikamente nehmen.*

Seit dem Jahr 2008 verordne ich generell zuerst eine einmalige Gabe der geeigneten Potenz, z.B. 4,5 Liter (=180 C) und lege dazu fünf Wochen danach eine Kontrolluntersuchung fest. Hat sich bis dahin die Reaktion nach den Hering´schen Regeln entwickelt, empfehle ich vorerst keine weitere Anwendung, sondern setze in zwei Monaten eine weitere Kontrolle an. Sollten die Patienten in der Zwischenzeit einen Relaps feststellen, d.h. ein Wiederauftreten bereits verschwundener Beschwerden, empfehle ich sofort eine erneute Anwendung mit derselben Potenz. Wenn es danach beispielsweise nach zehn Wochen, zum Relaps kommt, empfehle ich bei der nächsten Kontrolle die Wiederholung der gleichen Potenz im Intervall von acht Wochen um durch wiederholte Gaben dem neuerlichen Auftreten eines Relaps vorzubeugen. Bei der ersten Anwendung teste ich die Wirkungsdauer, d.h. wie lange es bis zum beginnenden Relaps dauert. Danach empfehle ich einen regelmäßigen Anwendungs-Intervall, der etwas kürzer als die vorige Wirkungsdauer sein soll. Wenn bei den anschließenden Kontrollen eine positive Entwicklung des Patienten festgestellt wird, es also zu keinem Relaps kommt, empfehle ich keine weitere Dosis.

Auch im Zweifelsfall – handelt es sich um einen Relaps oder um ein Umkehrsymptom? – ist die wiederholte Anwendung der gleichen Potenz sinnvoll. Wie die Praxis gezeigt hat, schadet die wiederholte Anwendung nicht. Im Gegenteil. Zu einer nachteiligen Situation könnte es nur dann kommen, wenn ein Relaps schon im Gange ist, dieser nicht erkannt wird und dann auch noch die notwendige weitere Dosis hinausgeschoben wird. Dann wäre es leicht möglich, dass die Rückkehr in die ursprüngliche Pathologie ungestört fortschreiten könnte. Die wiederholte Anwendung birgt also in jedem Fall ein geringeres Risiko.

Einige englische Homöopathen verabreichen eine homöopathische Konstitutionsarznei auf diese Weise. Sie wenden dabei an einem einzigen Tag ein und dieselbe Konstitutionsarznei in aufsteigender Potenzreihe mehrmals an. Beispielsweise 30 C am Morgen, 200 C am Mittag und schließlich 1 M am Abend. Damit soll eine stärkere Wirkung erreicht werden. Eine solche Verabreichung wirkt dann langfristig wie eine einfache Gabe. Ein ähnliches Prinzip kann man auch bei der Selbstanwendung der autopathischen Methode anwenden. Während der gesamten Dauer der Herstellung der Verdünnung bzw. Potenzierung in der Autopathischen Flasche hält man die freie Hand (die Fingerenden reichen vollkommen) unter den Wasserstrahl, der aus dem Flaschen-Abflussrohr fließt. So kann über die Fingerhaut die langsam steigende Potenz aufgenommen werden. Am Ende der Herstellung wird dann das Wasser mit der höchsten Potenz, nämlich das, was in der Flasche übrig geblieben ist, auf die Stirnhaut aufgetragen. Diese

Anwendungsweise hat sich bewährt. Ich nenne es „*die fließende Verabreichung der Potenz*". Dadurch wird der Organismus für einen längeren Zeitraum eingestimmt. Diese Methode ermöglicht es noch gezielter und intensiver die individuelle, feinstoffliche Ebene anzusprechen, auf der die Störung liegt und die Vitalkraft an ihrer freien Strömung hindert. Ich empfehle daher diese Anwendungsweise unabhängig, ob es sich nun um eine einmalige, langfristige oder wiederholte Verabreichung handelt. Natürlich muss gesagt werden, dass auch ohne diese Anwendungsweise ausgezeichnete Ergebnisse erreicht wurden. Sie ist also keine unabdingbare Voraussetzung für eine erfolgreiche Behandlung.

Die Wiederholung von Kontrollen

Die erste Kontrolle sollte bei Behandlung von chronischen Krankheiten fünf bis sechs Wochen nach der Eingangskonsultation stattfinden.

Die weiteren Kontroll-Intervalle sind dann meist etwas länger und orientieren sich am individuellen Zustand oder der Entwicklung des jeweiligen Klienten – normalerweise zuerst nach drei und später nach fünf Monaten. Auch wenn sich der Zustand eines Patienten ausgezeichnet und zu seiner völligen Zufriedenheit entwickelt und es keine konkreten Gründe für eine weitere Anwendung gibt, empfehle ich zumindest eine Kontrolle pro Jahr. Die regelmäßige Eigenbeobachtung und Aufzeichnung von Änderungen des Gesundheitszustandes sollte man aber auch danach beibehalten. So kann man sich an Probleme, wenn sie wieder auftreten sollten, besser erinnern und einen Relaps rechtzeitig erkennen und ihm entgegensteuern.

In einem solchen Fall kann es sinnvoll sein, dass der Patient telefonisch oder persönlich einen Berater konsultiert. Das ist besonders dann wichtig, wenn er meint, dass neue Umstände eine neue Dosis notwendig erscheinen lassen. Vielleicht versteht er auch nur irgend etwas in der Entwicklung nicht richtig oder er möchte einfach nur eine neue Tatsache besprechen.

Kurze Zusammenfassung von Umständen, die für eine neue Anwendung sprechen

(nach einmaliger Anwendung oder nach Beendigung der wiederholten Anwendung)

a) Wichtig! Über die neue Anwendung wird erst entschieden, wenn die aufgetretenen Veränderungen nach dem Grundsatz „Warten und Beobachten" ausreichend sicher eingeschätzt werden konnten.

Die Entwicklung, die bisher nach den Hering`schen Regeln verlief, verläuft nun in entgegengesetzter Richtung: d.h. statt nach außen verläuft sie nach innen. Die Beschwerden, die tiefer liegen (und die sich schon gebessert haben verschlechtern sich wieder. Der Patient fühlt sich während einer oder zwei Wochen wiederholt schlecht. Die einmalige Verschlechterung für ein, zwei oder drei Tage muss aber noch keinen Relaps bedeuten. Sie kann auch das Ergebnis von Stress oder der Ausdruck einer heilenden Krise sein.

b) Manche mentale oder psychische Symptome, die schon durch das autopathische Präparat beseitigt waren, kommen zurück.

c) Ein altes Symptom, das sich schon bei der vorigen Verabreichung umkehrartig zeigte und danach verschwand, wiederholt sich (siehe Graph auf Seite 62). Üblicherweise erkläre ich meinen Patienten anhand dieses Graphs das Wirkungsprinzip, damit sie wissen, wann sie sich melden sollen, wenn die Entwicklung nicht richtig – also nach oben – verläuft. Wenn sie sich auf der aufsteigenden Linie befinden, gibt es keinen Grund einzugreifen.

d) Es kommt nach einer markanten Verbesserung des Zu-

standes zu einer ebenso markanten und länger andauernden psychischen Verschlechterung, beispielsweise im
Bereich der Emotionen, des Schlafes und des Lebensgefühls – ohne dass dafür äußere Einflüsse verantwortlich gemacht werden können, selbst wenn sich die schon
geheilten physischen Beschwerden noch nicht negativ
entwickelt haben.

Es kann sein, dass ein Patient einen regelmäßigeren Be-
rater-Kontakt braucht oder selbst wünscht, damit er auf
seinem beschwerlichen Weg einen Begleiter hat, dem er
sich mitteilen kann und von dem er einen guten Rat bekommen kann. Das trifft in der Regel auf Patienten in
einem schlechten physischen und/oder psychischen Zustand zu.

Bei regelmäßigen Kontrollen sehe ich immer wieder, dass sich
die Dinge gut entwickeln und dass die ernsteren und tiefer gelegenen Beschwerden von den oberflächlicheren und weniger
ernsten Problemen abgelöst werden. In solchen Fällen gebe
ich meinen Patienten nur den Rat, dass sie sich etwaige Zu-
standsänderungen aufzeichnen und sonst einfach abwarten
sollen. Ich bin weit davon entfernt, bei jeder Kontrolle eine
neue Anwendung zu empfehlen. Genauso wenig empfehle ich
bei regelmäßiger Verabreichung eine Änderung der Potenz
oder des Intervalls, solange sich Patienten auf der aufsteigenden Linie der ganzheitlichen Entwicklung befinden.

Allerdings kenne ich aus meiner Praxis auch Fälle, bei
denen die stufenweise Erhöhung der Potenz einen größeren
Änderungs-Schub ausgelöst und positive Ergebnisse gebracht
hat – auch dann, wenn es noch zu keinem Relaps gekommen
ist. Diese Methode wird im Fall von L. Schwarz weiter unten im Kapitel „*Fälle aus der autopathischen Konferenz*"

beschrieben. Dabei wurden die Potenzen 360 C, 480 C und 600 C nacheinander im Intervall von ca. zwei Monaten verabreicht und brachten bei der Behandlung einer sehr ernsten chronischen Erkrankung ein ausgezeichnetes Ergebnis. Es ist eine wichtige Grundlage für die neuere Entwicklung in der autopathischen Behandlungsmethode, regelmäßig wiederholte Anwendungen zu praktizieren.

Umstände, die für die Änderung der Anwendungsweise bei regelmäßig wiederholten Anwendungen des Präparates sprechen.

Nehmen wir einen Fall, bei dem es nach wöchentlicher Anwendung der Potenz aus 3 Litern (120 C) zu einer deutlich verbesserten Gesundheit und des Lebensgefühls der behandelten Person gekommen war. Die Krankheitssymptome wurden nach der Hering'schen Regel von innen nach außen geheilt. Aber hin und wieder tauchte ein altes Umkehrsymptom auf und verschwand wieder – ein eindeutiger Hinweis, dass sich die behandelte Person in Richtung höhere Ebenen der Gesundheit entwickelt (siehe Graph auf der Seite X).

a) Trotz wiederholter Anwendungen fangen plötzlich die Symptome an, sich zurück zu entwickeln, von innen nach außen – gegen die Richtung der Hering'schen Regeln. Die Schlaflosigkeit kommt beispielsweise regelmäßig wieder. Oder die beseitigte Depression tritt wieder auf oder der Husten fängt wieder an, der seit einigen Wochen abgeklungen war, u. Ä. Das bedeutet, dass der Organismus nicht mehr auf die gewählte Potenzebene

89

reagiert und der Relaps eingesetzt hat. Die wöchentliche Potenz muss erhöht werden, beispielsweise von 4,5 auf 6 l. Der Patient ist dann wieder auf dem Weg zur Gesundheit.

b) Nach der Reihe der letzten Verabreichungen kommt es nun zu keiner weiteren Verbesserung. Wir erhöhen die Potenz von z.B. 3 auf 4,5 oder 6 l.

c) Wenn nach der ersten Erhöhung der Potenz keine Besserung eintritt, erhöhen wir diese erneut und zwar auf 9 oder 12 l. Generell gilt: **wenn die heilende Reaktion nur mäßig bzw. gar nicht aufkommt, erhöht man die Potenz; das heißt man erhöht die Literanzahl** auf die doppelte Menge. Eventuell wechselt man auch das Ausgangsmaterial des autopathischen Präparates und verwendet statt Speichel Atem oder man sterilisiert den Speichel (siehe Beschreibungen in Teil VII., *Autopathische Detoxikation*). Nach Erreichen von Potenzen zwischen 9-12 l kann man diese entweder wiederholen oder die Verabreichung stoppen und nach dem Grundsatz „warte und beobachte" fortfahren.

Nach der Verabreichungsreihe aus 3 l im wöchentlichen Intervall verbessern sich alle Beschwerden. Wir können daher die Anwendungen stoppen und auf das System „warte und beobachte" übergehen. Wenn sich irgendwelche Zeichen eines Relaps zeigen, fangen wir mit der Verabreichung der letzten Potenz an. Das kann auch nach Jahren geschehen.

Kontrollen sind auch dann notwendig, wenn die Gefahr droht, dass der Patient in den langen Zeiträumen zwischen den Kontrollen die Autopathie vergessen und woanders Hilfe suchen sollte. Selbstverständlich räume ich allen meinen Patienten ein, dass sie jederzeit auch andere traditionelle Heilmethoden anwenden können. Sie müssen nicht befürchten, damit die Wirkung der Autopathie negativ zu beeinflussen. Wirkungsvolle Methoden sind beispielsweise – je nach Beschwerden – die Psychotherapie, Psychoanalyse, Osteopathie, Heilkräuter, Akupressur, Heilung durch Ernährung, Zapper, autogenes Training, Yoga, Nahrungsergänzungsmittel, Vitamin D3, Reiki, Leinöl usw. Manche meiner Patienten haben diese, aber auch andere Heilmethoden vor und während der autopathischen Harmonisierung angewendet – am häufigsten natürlich die schulmedizinischen Methoden. Ich konnte dabei keinen nennenswerten Unterschied feststellen zwischen denen, die nur die Autopathie angewendet haben und jenen, die die Autopathie mit anderen Heilmethoden kombiniert haben. In manchen Fällen handelte es sich um eine hilfreiche Unterstützung. Als nützlichste Stütze jeglicher Behandlung betrachte ich es, den pH-Wertes des Organismus in Balance zu halten und ihn regelmäßig zu kontrollieren. Seitdem ich Dr. Robin Murphy auf der Homöopathischen Akademie in Prag über dieses Thema gehört und mich damit befasst habe, empfehle ich sie meinen Patienten als Ergänzungsmethode. In den meisten Fällen, die in diesem Buch beschrieben werden, habe ich die pH-Wert-Balance allerdings noch nicht unterstützend angewendet. Aber generell gilt: Ein niedriger pH-Wert in Gewebe und Körperflüssigkeiten (Blut ausgenommen, da dort dieser Wert mehr oder weniger konstant ist) stellt ein großes Hindernis bei der Behandlung von chronischen Krankheiten dar. Die richtige Balance von Säuren und Basen im Körper entspricht der uralten Erkenntnis, dass die Gesundheit durch die Balance zwischen Yin und Yang (Yang – niedriger pH-Wert, Yin – höher, als 7) bedingt ist. Diese Balance kann durch eine Diät (mehr Gemüse, weniger Fleisch) und eine gute Lebensführung (wenig Stress) erreicht werden. Einen gewissen Einfluss hat hier auch die Autopathie. Die Verabreichung eines autopathischen Präparates nicht in den Mund, sondern auf das sechste Chakra kann innerhalb von ein paar Minuten die Veränderung des Speichel-pH-Wertes von 6,3 (sauer) auf 6,8 (im optimalen Rahmen) bewirken. Autopathie allein genügt aber für die dauerhafte Erreichung eines acido-basischen Gleichgewichts nicht. Säurebildende Lebensmittel und ein ungesunder Lebensstil drücken unseren pH-Wert unter die optimale Grenze. Die Mehrheit der Bevölkerung leidet heute an Azidose, d.h. an Übersäuerung des Organismus. Nähere Informationen zu diesem Thema der Gesundheitsunterstützung finden Sie in einigen Büchern, die auf dem Markt erhältlich sind.

Autopathie wirkt wie Meditation und verwandte Methoden (die ich während der Anwendung von Autopathie begleitend empfehle) in einem höheren und hierarchisch bedeutenderen Raum als andere Heilmethoden. Autopathie bietet damit eine große Freiheit bei der Auswahl und Kombination anderer Arten der Unterstützung der Genesung, ohne damit Konflikte oder Störeffekte zu generieren. Es gibt nur eine Ausnahme, und zwar bei den homöopathischen Mitteln. Hier ist Vorsicht geboten. Die zusätzliche Anwendung einer homöopathischen Arznei sollte ausschließlich durch einen Experten erfolgen, der sowohl die klassische Homöopathie als auch Autopathie beherrscht. Es geht darum, dass die homöopathische Arznei, die ebenfalls im feinstofflichen Bereich wirkt, sich nicht mit der Wirkung des autopathischen Präparates kreuzt und den Heilungseffekt aufhebt. Es ist bekannt, dass manche potenzierte Mittel die Wirkung von anderen Präparaten aufheben oder zumindest stören können. Die homöopathische Arznei soll so exakt wie möglich und in einer niedrigeren Potenz als das autopathische Präparat angewendet werden. Wenn ein hochpotenziertes AP 200 C und ein homöopathisches Mittel (beispielsweise Arnica bei Quetschung) ein bis zwei Mal in einer niedrigeren Potenz, z.B. 15 C gemeinsam angewendet werden, kommt es voraussichtlich zu keiner Kreuzwirkung. Die autopathische Entwicklung wird nach der Schmerzreduktion und der Beseitigung von Folgen der Quetschung weiter fortschreiten, ohne dass das AP wieder verabreicht werden muss. Es handelt sich hier eigentlich um die homöopathische Methode einer sog. „Drainagearznei". So wirkt hier auf der Grundebene langfristig anstatt einer konstitutionellen Arznei ein hochpotenziertes autopathisches Präparat. Gegen aktuelle oder akute Beschwerden kann eventuell eine gut gewählte homöopathische Arznei in einer niedrigeren Potenz verabreicht werden. Einige meiner Schüler haben das gelegentlich praktiziert. Aber: in der klassischen Homöopathie, aus der sich diese Methode ableitet, gilt das Prinzip „nur ein potenziertes Präparat zur gleichen Zeit". Ein neues, weiteres potenziertes Präparat bewirkt die Änderung der Wirkung. Die Aufhebung des AP durch eine schlecht gewählte homöopathische Arznei ist also durchaus möglich, und sie wurde von mir in manchen Fällen auch beobachtet. In einer solchen Situation kann das AP allerdings wiederholt oder im regelmäßigen Intervall verabreicht werden. Dadurch wird seine Wirkung wieder gewährleistet. Bei meinen autopathischen Fällen habe ich daher meistens keine homöopathischen Arzneien angewendet. Ich rate daher meinen Patienten, dass sie die *zufällige* Einnahme eines *ungenau* vorgeschriebenen homöopathischen Präparates vermeiden sollten.

Die Praxis zeigt aber auch, dass es Situationen gibt, in denen die Kombination von Autopathie und Homöopathie sehr günstig, wenn nicht sogar notwendig sein kann. Bei Krebserkrankungen, z.B. bei Lungenkrebs, habe ich auf die Methode von Dr. Ramakrishnana (siehe *„Literatur und Quellen"*) zurückgegriffen und folgendes empfohlen: 1. Woche autopathisches Präparat 40 C täglich, 2. Woche Carcinosinum 30 C (Krebsnosode) täglich, 3. Woche Lykopodium 30 C täglich (eine der Arzneien gegen Lungenkrebs). Immer abwechselnd. Begleitend dazu eine Diät zum Ausgleich des pH-Wertes. Dadurch kam es bei einer behandelten Lungenkrebs-Patientin nach 2 Monaten zu einer markanten Reduktion der Beschwerden und zur Verkleinerung des Tumors, was auch durch onkologische Befunde festgestellt wurde. Die Ergebnisse der Bluttests haben sich verbessert und der Stickhusten, der dem Tumor zugeordnet wurde, verging. (Mehr über die Heilung von onkologischen Erkrankungen finden sie weiter im Teil *„Autopathische Detoxikation"*).

Ein weiterer Fall, bei dem ich die Autopathie erfolgreich mit der Homöopathie kombiniert habe, war jener einer rund dreißigjährigen Frau, die lange Zeit an Schwindel, Kopf- und Halsschmerzen sowie einer Sehschwäche litt. Die Ursachen dafür waren ein Autounfall und eine anschließende Hirnoperation, bei der ein gutartiger Tumor entfernt wurde. Nach den wiederholten Dosen von Autopathie hat sich ihr Zustand vor allem auf der physischen Ebene zwar verbessert, aber insgesamt war sie noch nicht im Stande, wieder normal zu „funktionieren". Ich empfahl ihr zusätzlich ein Gänseblümchen in ihrem Garten zu pflücken und dieses in eine Flasche mit destilliertem Wasser eine Viertelstunde einzutauchen und dieses Wasser dann in der autopathischen Flasche auf 240 C (mit 6 Liter Wasser durchgespült) zu potenzieren. Die daraus resultierende Arznei sollte sie dann in eine Flasche mit 30% Alkohol geben. Das hat sie dann einmal pro Woche eingenommen und dazu ein autopathisches Präparat AP 120 C auch einmal pro Woche angewendet. Bellis perenis (Gänseblümchen) 240 C hat sie insgesamt drei Mal eingenommen. Anschließend nahm sie nur noch AP 120 einmal pro Woche. Nach einer kurzen Verschlechterung der Beschwerden hat sich ihr Zustand markant verbessert. Sie hat mich zum ersten Mal ohne ihren Fixationskragen besucht und war gut gelaunt. Die Schmerzen waren vergangen, genauso der Schwindel. Die gemeinsame Wirkung eines autopathischen Präparates mit homöopathischen Arzneien kann also sehr viel bewirken – setzt aber unbedingt profunde fachliche Kenntnisse sowohl der homöopathischen Arzneien als auch der Autopathie voraus.

Die Wirkung beider Methoden ist besonders bei einer geschwächten Vitalität im Alter und/oder bei kräfteraubenden, ernsten oder länger andauernden pathologischen Zuständen günstig, wo *Autopathie die Vitalität und die ganzheitlich (konstitutionell) vorgeschriebene homöopathische Arznei die Information liefert.* Die Anwendung kann aus einer regelmäßigen Abwechslung von AP und der homöopathischen Arznei bestehen. Es ist auch möglich, eine höhere Potenz der AP mit oder ohne Erwärmung zu verabreichen und ein paar Stunden später eine höhere Potenz der homöopathischen Arznei einzunehmen. Die Wirkung der ganzheitlich gewählten homöopathischen Arznei wird dadurch verstärkt. Autopathie kann so den Erfolg der homöopathischen Behandlung unterstützen und gehört zum Repertoire des Homöopathen. Es kann auch als ein „Rettungsring" fungieren, wenn es nicht gelingt, eine gut wirkende homöopathische Arznei zu finden.

Es gilt: Autopathie kann als Unterstützung **jeder** Heilmethode angewendet werden. Dies gilt ganz besonders für die Homöopathie. Autopathie ist eine neue, zusätzliche Form der Homöopathie.

Teil III

Die Herstellung des autopathischen Präparates

Womit und wie?

Das autopathische Präparat kann und soll jeder selbst ganz einfach zu Hause – im Badezimmer oder in der Küche herstellen und anwenden. Für die Herstellung zu Hause gibt es gute Gründe.

Die Zubereitung von autopathischen oder auch isopathischen Präparaten in Apotheken bringt einige Nachteile mit sich. Soweit ich weiß, können sie nur in zwei Apotheken in England hergestellt werden. Bei der Besonderheit, als Ausgangsmaterial eigene Körperflüssigkeit zu verwenden, ist es immer erforderlich, diese Körperflüssigkeit für den Transport mit Alkohol zu vermischen, damit sie nicht „verläuft" oder durch Bakterien ihre Informationsstruktur verändert und dadurch die Einstimmung auf den eigenen Organismus erschwert. Das Präparat wird außerdem durch den Transport der Wirkung von elektromagnetischen Feldern ausgesetzt, die die Frequenzstruktur ebenfalls leicht verändern können. Und es besteht die Gefahr der Verunreinigung des Präparates durch seinen Kontakt mit anderen Personen (wird später erklärt). Dadurch, dass ja auch der Alkohol zusammen mit dem Speichel potenziert wird, der ebenfalls seine eigene markante Information hat und Abdrücke von vielen weiteren Einflüssen enthält, bekommen wir dann nur ein Präparat, dessen Resonanz qualitativ minderwertig ist, da seine Gleichheit (Resonanzfähigkeit) mit der der individuellen Frequenz des Patienten gestört wurde.

Die von mir entwickelte und erprobte Zubereitungsmethode in der Autopathischen Flasche funktioniert einwandfrei und ermöglicht, dass sich jeder seinen frischen Speichel oder

Atem selbst homöopathisch potenzieren (verdünnen) und sofort anwenden kann. Dadurch kommt es zu keiner Qualitätsminderung wie bei der Zubereitung in einer Apotheke. Die von mir verwendete Fluss- und Wirbelmethode ist auch wesentlich schneller als andere Verfahren. Selbst hohe Potenzen können damit schon innerhalb von wenigen Minuten erreicht werden. Sie hat noch einen weiteren gravierenden Vorteil: der Vibrationszustand des Organismus, der sich ja laufend verändert, ist zum Zeitpunkt der Anwendung des Präparates fast gleich wie zum Zeitpunkt der Abnahme des Speichels oder des Atems. Daher ist die Resonanz des Präparates besonders hoch und hat dadurch eine weitere gute Voraussetzung, um außergewöhnlich gute Resultate zu erbingen.

Die Aufbereitung des Präparates in der von mir dafür entwickelten Autopathischen Flasche – einer speziell geformten Glasflasche – ist so einfach wie die Zubereitung eines Kräutertees. Die Potenzierung in der Autopathischen Flasche (AF) erfolgt entsprechend dem Wirbel- und Durchfluss-Prinzip durch ein heftiges Wirbeln in der runden Wirbelkammer und dem anschließenden Abfluss der Flüssigkeit. Diese Methode basiert auf der seit Jahrhunderten bewährten Herstellungspraxis von homöopathischen potenzierten Präparaten, konkret auf der Flux- oder Durchflussmethode, die in verschiedenen Modifikationen von den bekannten amerikanischen Homöopathen B. Finck und J. Skiner angewendet wurde. Bei der Fluxmethode wird das ursprüngliche Material durch den kontinuierlichen Durchfluss der Flüssigkeit schrittweise und ohne Schütteln verdünnt, so wie Hahnemann es empfohlen hat. Während Finck und Skiner bei der Zubereitung auf einen langsamen Durchfluss setzten, ist er bei meinem Verfahren in der Autopathischen Flasche sehr schnell. Das verursacht eine sehr intensive, dynamische Verwirbelung der Flüssigkeit, ein ganz neuer Aspekt der Herstellung, der Hahnemanns „Dynamisierung" entspricht. Bei der Entwicklung der optimalen Form für die Autopathische Flasche richtete ich mich weder nach einer Theorie noch einer Vorlage. Die Zielsetzung war eine möglichst vollkommene Durchmischung (Verwirbelung) und gleichzeitig ein kontinuierlicher Abfluss des durchlaufenden Wassers. Den Verdünnungsprozess habe ich mit Hilfe von sich im Wasserdurchfluss auflösender Tinte gemessen.

Anwendung der Autopathischen Flasche, Herstellung des autopathischen Präparates aus dem Speichel

Die in einem Pappkarton originalverpackte Autopathische Flasche befindet sich in einer Plastikhülle, die mit Reißverschluss verschlossen ist. Eine Bedienungsanleitung ist beigefügt. Die Herstellung des autopathischen Präparates erfolgt nach ganz einfachen, gleichzeitig aber genauen Regeln. Diese Regeln zu missachten gefährdet den Erfolg der Anwendung. Aus diesem Grund hat sich Bedienungsanleitung während der Jahre aufgrund von Fragen und Anregungen meiner Patienten immer weiter verbessert. Die Bedienungsanleitung ist dadurch so einfach, eindeutig und verständlich wie möglich geworden. Dadurch kann das autopathische Präparat bei jedem Anwender die notwendige Qualität erreichen. Im Laufe der Entwicklung der Autopathie entstanden außerdem spezialisierte Bedienungsanleitungen, über die ich weiter unten im Buch informieren werde. Aber auch diese basieren auf der folgenden Bedienungsanleitung.

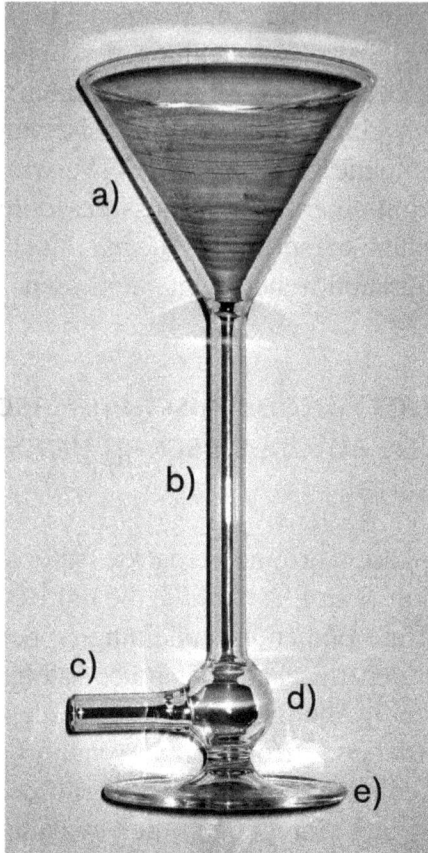

Bild 4: Autopathische Flasche
Funktionelle Teile: a) Trichter b) Zuleitungsrohr
c) Abflussrohr d) Wirbelkammer e) Untersatz. Die
Flasche wird aus chemisch stabilem Laborglas
produziert, das nur minimale Auswaschungen
zulässt. Die Produktion folgt nach von mir
klar definierten Qualitätskriterien, die im
Produktionsprotokoll dokumentiert werden.

Herstellungsanleitung

Bevor Sie das Präparat herstellen, lesen Sie bitte sorgfältig diese Anleitung. Nehmen Sie die Flasche nur und erst dann aus der Plastikverpackung, wenn Sie beginnen, das Präparat zuzubereiten. Die Herstellung führt normalerweise diejenige Person durch, die das Präparat auch anwendet. Von dieser Bedingung kann auch abgewichen werden.

Der Zweck: „Die Flasche" dient der schrittweisen Verdünnung bzw. Potenzierung des Ausgangsmaterials auf eine feinstoffliche (aus materieller Sicht nicht stoffliche) Ebene nach dem Wirbel-Durchfluss-Verfahren. Das Produkt der Verdünnung wird ausschließlich von der Person, die den Speichel dazu geliefert hat, angewendet.

Die Philosophie dahinter: Das Produkt, das durch die Verdünnung entstanden ist, wirkt durch die Resonanz positiv auf das feinmaterielle (aus materialistischer Sicht nichtmaterielle) Organisationssystem im Menschen ein. Dieses feinstoffliche Organisationssystem, das auch „Vitalkraft", „Qi" bzw. „Prana" genannt wird, kann dadurch schrittweise seine Funktion verbessern.

Utensilien:
1) Autopathische Flasche aus Borquarzglas
2) Normales handelsübliches Quellwasser (z.B. aus dem Supermarkt) ohne erhöhten Mineralstoffgehalt, ohne Zusätze und ohne Kohlensäure; es kann auch destilliertes oder filtriertes Wasser verwendet werden; wie viel Wasser zu verwenden ist, ist in diesem Buch erläutert oder wird vom autopathischen Berater empfohlen (mindestens 1 Liter)

103

3) Sterile, unbenutzte Pipette für Personen, die nicht spucken können

Die Vorgehensweise:
1) Zähne sorgfältig putzen, nur mit Wasser (ohne Zahnpasta). Danach mindestens eine halbe Stunde warten und nichts essen oder trinken, keine Gegenstände in den Mund nehmen und nicht mit dem Mobiltelefon telefonieren. Gesicht und Lippen müssen frei von Kosmetik sein. Ab der letzten Mahlzeit darf keine Zigarette mehr geraucht werden.

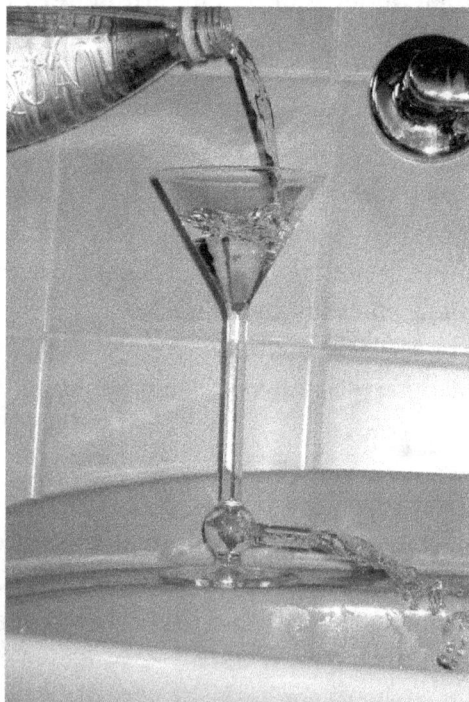

2) Wenn man das Präparat für eine andere Person aufbereitet, muss man beim Herausnehmen der Flasche aus der Verpackung, während der Speichelabnahme und der gesamten Herstellungsdauer einen Mundschutz tragen. Damit verhindert man, dass eigene Tröpfchen (durch Sprechen oder Niesen) auf das Präparat übertragen werden. Personen, die nicht spucken können, nimmt man mittels Pipette den Speichel ab (ein Tropfen reicht).

3) Nach dem Auspacken stellt man die Autopathische Flasche an den Rand des Wasch- oder Abwaschbeckens mit dem unteren Abflussröhrchen in Richtung Abfluss. Man kann die Flasche während des Verdünnungsvorganges aber auch in der Hand halten. Die innere Seite des Trichters darf man nicht berühren. Während der Zubereitung darf sich keine weitere Person in unmittelbarer Nähe (im selben Raum) aufhalten.

4) Zuerst spuckt man etwas Speichel ab, danach sammelt man im Mund ausreichend Speichel und spuckt diesen in den Trichter. Eine kleine Menge an Speichel reicht aus, er muss aber sichtbar sein. Mit etwas Wasser spült man den Speichel in die Glaskugel der Flasche und verdünnt, bzw. potenziert dann den Speichel, indem man die jeweils vom Berater oder im Buch empfohlene Wassermenge langsam und stetig durch die Autopathische Flasche laufen lässt. Das Wasser aus der Wasserflasche bzw. aus dem Ausfluss des Filters soll aus ca. 5 cm Entfernung vom oberen Rand des Trichters in die Autopathische Flasche geleert werden. Der Rand des Trichters darf mit der Wasserflasche nicht in Berührung kommen. Man gießt dabei das Wasser kontinuierlich in den Trichter – nur unterbrochen durch kurze Pausen die beim Wasserflaschentausch entstehen. Idealerweise bildet sich dabei im

Trichter ein Wasserspiegel. Das Wasser kann dabei auch etwas überlaufen, was nichts ausmacht.

5) Unmittelbar nachdem die gesamte zur Potenzierung bestimmte Wassermenge durch die Autopathische Flasche gelaufen ist, erfolgt die Anwendung des autopathischen Präparates. Das erfolgt so: Man nimmt die Flasche in die Hand und trägt die nun in der Kugel befindliche, finale Verdünnung – ein paar Tropfen reichen bereits aus – mit dem Abflussröhrchen auf die Mitte der Stirn auf und verteilt sie mit Kreisbewegungen zwischen den Augenbrauen und dem Nasenansatz. An dieser Stelle befindet sich das sechste Chakra. Danach lässt man die Flüssigkeit auf der Haut trocknen. Diese äußerliche Anwendung feinstofflicher Verdünnungen auf der Haut wurde schon vom Gründer der Homöopathie, S. Hahnemann *(Organon der Heilkunst)*, als geeignet angesehen.

6) Jede Autopathische Flasche wird durch die erstmalige Verdünnung sozusagen auf den verwendeten Speichel (das autopathische Ausgangsmaterial) codiert und darf deshalb keinesfalls zu Potenzierung des Speichels einer anderen Person verwendet werden. Dadurch käme es zur Vermischung der feinstofflichen Vibrationen zweier Personen und das Präparat würde seine Wirkung verlieren. Wie die Erfahrungen aus der Vorbereitung homöopathischer Präparate zeigen, hat Glas ein „Gedächtnis", das die feinstoffliche Information speichert, auch nachdem die Flüssigkeit mit der Information bereits entfernt wurde. Für jede Person muss daher immer eine eigene Autopathische Flasche verwendet werden.

7) Bei wiederholter Anwendung muss die Flasche spätestens 3 Monate nach der ersten Verwendung durch eine neue ersetzt werden, da es aufgrund des „Glas-Gedächt-

nisses" zu einem schrittweisen Wirkungsverlust kommt. Nach jeder Benutzung gibt man die Autopathische Flasche wieder in die Plastikverpackung und in die Schachtel zurück. Damit wird verhindert, dass es zu einer Kontamination (Verunreinigung) durch Berührung, Sprechen oder Atmung einer anderen Person kommt. Nach dem Ablauf der Verwendungsdauer soll die Autopathische Flasche sofort im Glascontainer entsorgt werden.

8) Bei der Zubereitung für die eigene Anwendung ist es empfehlenswert, aber nicht notwendig, die Finger der freien Hand unter den Wasserstrahl zu halten, der aus dem Abflussröhrchen der AF fließt.

9) Nach Durchfluss von 1 Liter Wasser entsteht die autopathische Verdünnung 40 C

10) Auf diese Weise entstandenes und angewendetes Präparat kann die Tätigkeit des feinstofflichen Steuerungssystems des Organismus für eine längere Zeit in Ordnung bringen, und zwar auch nach einer einmaligen Anwendung.

11) Vor der ersten Anwendung und auch begleitend kann es oftmals hilfreich sein, den Rat eines geschulten Autopathie-Beraters einzuholen, da die Entwicklung nach der Anwendung des Präparates sehr individuell verlaufen kann – je nach innerem (karmischen) Zustand des Menschen. Diesbezügliche Informationen bieten Ihnen auch Bücher von Jiri Cehovsky, die ausführlich über die Methode, Erfahrungen mit Autopathie und über ihre Philosophie berichten.

12) Hinweis: Die Wirkung des hochpotenzierten Speichels ist kein Ersatz für ärztliche Behandlung.

Das Produkt ist durch RCD geschützt.

Kommentar zu der Herstellungsanleitung

Ich empfehle Ihnen, sich mit der Bedienungsanleitung vertraut zu machen, bevor Sie die Flasche aus der Plastikverpackung nehmen. Deshalb liegt der Text frei im Karton. Die Flasche befindet sich in einer gesonderten, verschlossenen Plastikverpackung. Sie darf erst unmittelbar vor der Herstellung des Präparates herausgenommen werden.

Zu den einzelnen Punkten:

Absatz Utensilien: Geeignet ist jedes Quellwasser. Aber der Mineralgehalt darf nicht höher als bei normalem Trinkwasser sein. Es darf auch keinesfalls mit Kohlensäure versetzt sein, beim Eingießen dürfen also keine Bläschen entstehen. Es darf keine Chemikalien beinhalten, vor allem kein Chlor. Falls Sie Leitungswasser verwenden möchten, informieren Sie sich im Wasserwerk, ob das Wasser chloriert ist. Falls ja, müssen sie es mit einem Küchenfilter mit Aktivkohle filtern. Es darf sich auch nicht um ein sogenanntes Heilwasser mit erhöhtem Mineralgehalt oder gar um mit „Energie" angereichertes Wasser oder ähnliches handeln. Den Kriterien eines normalen Trinkwassers entspricht eine ganze Reihe von Tafelwasser-Produkten, die im Handel erhältlich sind.

Wasser aus Brunnen kann auch verwendet werden, wenn es hochwertig, klar und geruchsfrei ist. Ein leicht über der Norm liegende Nitratgehalt hat keinen Nachteil. Für die Zubereitung eignet sich auch destilliertes Wasser, wie man es z.B. in Auto-Batterien oder Bügeleisen verwendet. Dieses muss aber industriell und vollautomatisch verpackt sein. Andererseits hat sich Wasser aus hauseigenen Destillierapparaten oder aus der Apotheke nicht bewährt, da es durch die dort arbeitenden Personen kontaminiert sein kann. Gut geeignet ist auch Wasser aus Naturquellen und Brunnen, vor allem wenn diese einen Überlauf haben, unter den die Flasche gestellt werden kann.

Alle genannten Wasserarten wurden mit Erfolg ausprobiert. Am meisten haben die Patienten das handelsübliche Tafelwasser verwendet. Sein Vorteil besteht darin, dass es vollautomatisch verpackt wird. Es besteht so keine Möglichkeit, dass das Wasser mit Produktionspersonal in Berührung kam und vielleicht so mit Schweiß oder Speichel-Tröpfchen fremder Menschen kontaminiert ist. Daher wird dieses Wasser in der Bedienungsanleitung empfohlen.

Das Umgießen des Wassers von der Flasche in andere Gefäße wird ausdrücklich nicht empfohlen. Auch hier besteht die Gefahr, dass Verunreinigungen auf die beschriebene und andere Weise entstehen können.

Absatz Vorgehensweise: Wie in Punkt 2 angegeben kann das Präparat auch für jemanden anderen hergestellt werden (für ein Kind, eine bewegungsunfähige Person). In diesem Fall muss unbedingt verhindert werden, dass sich ein Tröpfchen vom Speichel aus dem Mund einer anderen Person in das Präparat überträgt, auch wenn dieses Tröpfchen auch nur mikroskopisch klein ist. Das kann leicht beim Sprechen, Atmen, Niesen oder Husten passieren. Beim Sprechen können unsichtbare Tröpfchen bis zu einer Entfernung von ein paar Metern fliegen! Während des gesamten Zubereitungs-Prozesses darf sich daher außer der zu behandelnden und der zubereitenden Person niemand in unmittelbarer Nähe aufhalten. Durch die Übertragung einer fremden Information in Form von Tröpfchen oder der Berührung der inneren Seite des Trichters kann das Präparat unwirksam werden. Daher sollte jede(r) Anwesende außer der zu behandelnden Person unbedingt einen Mund- und Nasenschutz tragen.

Bei Säuglingen ist es besser, den Speichel mittels einer Pipette im Schlaf zu entnehmen. Auch das fertige Präparat sollte so angewendet werden – ein oder zwei Tropfen auf das Stirnchakra reichen. Wenn sich kein Speichel im Mund des Kindes befindet, ist es möglich, in die Pipette etwas Wasser anzusaugen, dieses hinter die Lippe zu spritzen und dann sofort wieder anzusaugen. Daraus bereitet man dann das Präparat zu.

Wenn man das AP für jemanden anderen erzeugt, ist es auch empfehlenswert, Latex- oder Gummihandschuhe zu tragen.

Zum Punkt 5 möchte ich anmerken, dass ich früher die Anwendung des hochpotenzierten Präparates in den Mund empfohlen habe. Wie ich im Kapitel *Etwas Philosophie* erklärt habe, empfehle ich heute die Applikation auf die Mitte der Stirn oberhalb der Nasenwurzel, direkt in das feinstoffliche Zentrum des sechsten Chakra. Die Flüssigkeit trocknet langsam in die Stirnhaut ein und ihre feinstofflichen Vibrationen werden nicht von Verdauungsfermenten, wie sie im Mund vorkommen, gestört. Das Chakra muss nicht umständlich gesucht werden. Es reicht vollkommen, auf die Mitte der Stirn oberhalb der Nasenwurzel das Präparat aufzutragen. Oder auch auf die ganze Stirn. Es reichen bereits ein paar Tropfen, das überflüssige Wasser fließt hinunter.

Ich verwende diese Verabreichungsmethode mit ausgezeichneten Ergebnissen schon seit mehreren Jahren. Durch diese Resultate werden die Grenzen der Autopathie erweitert. Autopathie ist eine sehr junge Methode und entwickelt sich ständig weiter. Diese Entwicklung wird wahrscheinlich auch nie aufhören. Manche meiner langjährigen Patienten wollten aber die von mir früher angewendete Einnahmepraxis nicht zur Gänze aufgeben und haben daher einen Teil des Präparates auf die Stirn aufgetragen und ein paar Tropfen auch in den

Mund gegeben. Die gleichzeitige Applikation hoher Potenzen auf die Haut und in den Mund haben übrigens auch Hahnemann und andere empfohlen.

Meine und auch die Erfahrung zahlreicher anderer Personen zeigen, dass auch der Verdünnungsvorgang eine heilende Wirkung hat. Man kann während der Herstellung die Wirkung feiner Vibrationen verspüren, die sich im Raum verbreiten, ohne dass man mit dem Präparat in direkten Kontakt kommen muss.

Im Punkt 7 steht, dass man die Flasche bei wiederholter Nutzung spätestens drei Monate ab dem Datum ihrer ersten Verwendung gegen eine neue Flasche austauschen muss. Es spielt dabei keine Rolle, ob sie einmal am Tag oder einmal im Monat verwendet wurde. Der Grund dafür liegt in der Fähigkeit des Glases, die feinstoffliche Information zu speichern, die während der Zubereitung der Potenz entsteht. Bei der Produktion von homöopathischen Präparaten wird diese Tatsache traditionell berücksichtigt, daher darf ein schon einmal benütztes Glas nie für die Zubereitung eines weiteren Präparates verwendet werden, auch wenn es vorher gereinigt wurde. Nach Abschluss des Erzeugungsvorgangs werden die Behälter vernichtet. Im Fall der Autopathischen Flasche geht es darum, dass sich das Glas die Information, die bei der ersten Verwendung entstanden ist, merkt und daher entsteht bei weiteren Anwendungen eine gewisse Mischung der alten und den neuen Informationen über den Zustand des Menschen. Der Vibrationszustand unseres feinen Organisationssystems, Dynamis, ändert sich aber im Laufe der Zeit. Im Zeitraum von etwa drei Monaten verändert sich die Informationsmischung des Menschen oft wesentlich gegenüber derjenigen des Ausgangszustandes. Die Similarität (Ähnlichkeit) des Präparates zur Dynamis reduziert sich soweit, dass das Präparat seine Resonanz verliert und sich die Wirkung abschwächt. Das wird auch durch die Erfahrung meiner Schüler bestätigt. Die Abschwächung der Wirksamkeit setzt bei dem einen früher oder später ein. Im Januar 2009 hat z.B. eine Teilnehmerin auf einer Konferenz über einen Alzheimer Patienten berichtet. Ein sehr stark betroffener sechsundsiebzigjähriger Mann hatte nach wöchentlicher Anwendung der Autopathie zurück ins Leben gefunden und war praktisch wieder gesund geworden. Sein Zustand verschlechterte sich aber empfindlich, als er vergessen hatte, die Flasche nach drei Monaten zu vernichten und ein neue zu verwenden. Das dauerte einen Monat. Als er dann endlich eine neue Flasche verwendete, besserte sich der Zustand sofort. Er bekam das Gefühl, „als ob sich vor mir ein dunkler Vorhang öffnen und ich wieder in die bunte Welt der Realität eintreten würde." Dieser Fall ist in Kapitel 11, Teil VI. *Fälle aus den Konferenzen über Autopathie* näher beschrieben. Solche gravierenden Wirkungsverstärkungen nach dem Tausch der Autopathischen Flasche habe ich mehrere Male beobachtet, genauso wie die deutliche Reduktion in der Wirkung nach dreimonatiger Verwendung. Im Idealfall sollte eigentlich immer eine neue Flasche verwendet werden, was aber in manchen Fällen zu kostspielig und auch nicht unbedingt notwendig ist.

Im Punkt 9 wird beschrieben, dass aus einem Durchfluss von 1 Liter Wasser in der Wirbelkammer ein Präparat in der Potenz von 40 C entsteht. Zu diesem Wert kam ich mit Hilfe eines vergleichenden Tintentests. Zuerst habe ich mit der sog. Korsakoff-Methode die Potenzierung der reinen Tinte durchgeführt und herausgefunden, dass es bei der Potenz 3 C zu einer kompletten Entfärbung der Flüssigkeit kommt. Nachher füllte ich die Wirbelkammer der Autopathischen Flasche mit Tinte und maß, welche Menge an Wasser für die Entfärbung ihres Inhaltes notwendig ist. Dem entsprach die Wassermenge, die für die Erzeugung der Potenz C 3 notwendig war. Jedem Verdünnungsschritt entsprach dann 1/3 der gemessenen Wassermenge. Für die Errechnung der Potenz aus einem Liter Wasser reichte eine einfache Formel. Das Ergebnis 40 C ergab sich als Durchschnitt mehrerer Messungen. Wenn aus einem Liter die Potenz 40 C entsteht, wird aus zwei Litern 80 C, aus vier Liter 160 C usw.

In der autopathischen Praxis haben wir die Möglichkeit, mit fein abgestuften Potenzen (40 C, 80 C, 120 C) zu arbeiten, was wir auch voll nutzen. In der Autopathie hängt von der Potenz viel mehr ab als in der Homöopathie, wo die Abstufung der Potenzen verschiedener Arzneien in großen Sprüngen erfolgt – auf 30 C folgt erst 200 C, dann 1 000 C und dann 10.000 C. Der Unterschied in der Wirkung 40 C und 30 C ist auch in der Autopathie praktisch vernachlässigbar und kaum wahrnehmbar. Aber der Unterschied zwischen den Potenzen 40 C und 120 C oder gar zwischen 40 C und 200 C ist sehr deutlich, vor allem am Anfang der Behandlung.

Im Punkt Nr. 11 gibt es eine Bemerkung über den „karmischen Zustand". In der buddhistischen Philosophie, deren Anhänger ich bin, ist Karma ein Ausdruck eines gewissen Naturgesetzes über Ursache und Wirkung. Jeder gegenwärtige Zustand und damit auch eine Krankheit hat seine Ursache in unseren Gedanken und Taten – in diesem Leben und in vorigen Leben. Meistens handelt es sich um ein kompliziertes Geflecht von Ursachen, das immer einen spezifisch persönlichen Charakter hat. Wir finden niemals zwei identische Personen. Die Ursachen des gegenwärtigen Zustandes liegen oft tief in der Geschichte des jeweiligen Menschen und sind uns normalen Menschen in der Regel nicht bekannt. Falls sie ein anderes, nicht buddhistisches Weltbild haben, können sie einen anderen Begriff verwenden, der die verborgenen inneren Eigenschaften ausdrückt und der Ihrem Glauben eher entspricht. Autopathie ist mit keiner Ideologie und keiner Religion verknüpft. Es ist eine empirische Methode, die aufgrund von Erfahrungen in der Praxis entstanden ist.

Die Herstellung der Potenzen unter dem Wasserhahn

Hohe Potenzen von Speichel können in der Autopathischen Flasche mit Trinkwasser aus der Leitung erzeugt werden. Einfach, verlässlich, ohne Mühe und vor allem ohne Unterbrechungen und sehr schnell. Dafür gibt es aber einige Regeln.

Das Leitungswasser aus den öffentlichen Wasserleitungen kann chloriert sein. Informationen darüber, ob dem Leitungswasser Chlor zugesetzt wurde, bekommen Sie entweder direkt im Wasserwerk oder im Internet. Jedenfalls ist Chlor ein aggressiver chemischer Stoff, der die Fähigkeit hat, auch in geringen Konzentrationen Eiweißstoffe zu verändern und Bakterien zu töten. Chlor ist in der Lage, die Eigenschaften des Speichels zu verändern und damit die Produktion eines wirksamen Präparates zu verhindern. Um diese und etwaige weitere mögliche chemische Zusätze im Leitungswasser zu neutralisieren, muss man auf dem Wasserhahn oder direkt in der Wasserleitung einen Aktivkohle-Filter installieren, der im gut sortierten Haushaltswarenhandel erhältlich ist. Auf dem Markt gibt es Filter, die das Wasser nicht nur von Chlor, sondern auch von anderen aggressiven Chemikalien und industriellen Verunreinigungen befreien. Alle müssen vor der ersten Benützung mit mehreren Litern Wasser durchgespült werden.

Zuerst spuckt man in die Flasche und hält oder stellt diese dann sofort unter die Quelle, aus der das filtrierte Wasser kommt. Das Wasser soll vor Beginn der Verdünnung schon mindestens eine Minute laufen. Die Autopathische Flasche hält man dazu entweder in der Hand, oder man stellt sie auf den Boden des Waschbeckens. In diesem Fall muss man aufpassen, dass der Untersatz den Abfluss nicht blockiert. Es könnte sonst zum Anstieg des Wassers bis zur Überflutung der Flasche führen. Es ist schon passiert, dass dadurch der Zubereitungsprozess unterbrochen wurde und mit einer neuen Flasche wiederholt werden musste.

Wir lassen das Wasser ruhig über den Rand des Trichters laufen. Dadurch wird der Verdünnungsprozess in der Wirbelkammer nicht gestört und es ist nicht notwendig den Wasserzulauf zu regulieren.

Unter diesen Bedingungen produziert die Flasche in einer Minute die Potenz von ca. 80 C. In dreißig Sekunden fließt ungefähr ein Liter durch die Flasche, und damit wird eine Verdünnung von ca. 40 C hergestellt. In zehn Minuten sind es 800 C, in 12,5 Minuten 1000 C oder 1 M. In 25 Minuten ergeben sich 2 000 C oder 2 M usw. Die bisher höchste in meiner Praxis eingesetzte Potenz betrug 10 M (10 000 C). Es ist möglich, noch höhere Potenzen zu erreichen. Nachfolgend eine einfache Formel zur Errechnung der Durchflussdauer, mit der man eine gewünschte Potenz erreichen will:

[Durchflussdauer in Minuten] = [gewählte Potenz in C] / [80].

Den Wasserzufluss in den Trichter stoppen wir 5 Sekunden vor dem Ende der Verdünnung; denn so lange dauert es, bis sich der Trichter entleert.

Die exakte Durchflussdauer hängt auch von der Stärke des Wasserstrahls ab und davon, ob das Wasser auf den Rand des Trichters, oder in seine Mitte trifft. Es handelt sich daher um eine ungefähre Angabe, die für die praktische Anwendung aber vollkommen reicht.

Von Patienten aus Deutschland erfuhr ich, dass manche Gemeinden das Wasser in den öffentlichen Wasserwerken nicht chlorieren. Falls das der Fall ist oder eine hauseigene Wasserleitung mit Brunnenwasser ohne chemische Zusätze zur Verfügung steht, kann man es ohne Filter verwenden. In meiner bisherigen Praxis wurden solche Zubereitungen mit Erfolg durchgeführt. Die Qualität des Präparates wurde nicht einmal durch einen höheren Nitratgehalt gemindert. Daher hat das Wasser direkt aus dem Wasserhahn gut funktioniert.

Eine Absolventin meines Autopathie-Kurses hat mir beispielsweise berichtet, dass sich eine ihrer Patientinnen ihr eigenes Präparat in einer Waldquelle unter einem fließenden Wasserstrahl zubereitet hat – mit sehr gutem Ergebnis: Ihre Aphten verschwanden ein paar Tage nach Anwendung des Präparates.

Zusammenhänge

Im Jahr 2003 habe ich in einer Galerie ein altes tibetisches Bild von Bodhisattva Maitreya, gesehen, der eine Flasche in seiner Hand hielt, die man in der Fachsprache Kundika nennt. In der Beschreibung stand, dass diese Flasche reines Wasser enthält, das heilt. Es war ein Jahr, nachdem ich angefangen hatte, die Autopathische Flasche zu verwenden. Die Ähnlichkeit beider Flaschen war für mich bemerkenswert. Genauso erstaunlich war die Ähnlichkeit in der Anwendung – nämlich die menschlichen Vibrationen durch reines Wasser positiv

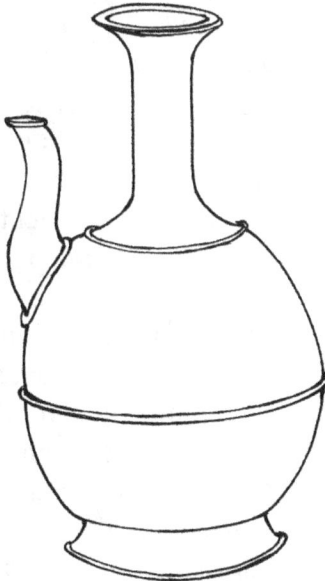

Japanische Kundika aus dem 14. Jhdt.

117

zu beeinflussen. Später fand ich im Internet heraus, dass diese Kundikas in vielen Galerien ausgestellt und teure Sammlerobjekte sind. Sie wurden über viele Jahrhunderte in allen buddhistischen Ländern – zuerst in Indien, dann in Thailand, Indonesien, China, Japan, Korea und Tibet verwendet. Allerdings wurde nirgendwo ihr Verwendungszweck beschrieben. Erst seit dem 10. Jahrhundert n. Ch. wurden sie für rituelle Zwecke verwendet. Beispielsweise bespritzte man die Altäre damit. I Tsing (7. Jhdt. n. Ch.), ein weitgereister chinesischer und buddhistischer Mönch, entdeckte die Kundikas auf seinen Reisen in Indien und schrieb, dass die dort lebenden buddhistischen Mönche die Kundika zusammen mit einer Bettelschale in einem extra Beutel immer bei sich trugen. Es musste sich daher um etwas außergewöhnlich Wichtiges gehandelt haben, da sie außer Gewand und Bettelschale nichts anderes mit sich trugen. In seinem Buch *Notiz über die buddhistische Religion, wie sie in Indien und auf den malaysischen Inseln praktiziert wird*, beschreibt I Tsing, dass das in der Kundika verwendete Wasser „unberührt", ganz frisch, rein, aus einer Quelle und „nicht kontaminiert" sein darf. Wahrscheinlich hat er den richtigen Verwendungszweck der Flasche nicht herausgefunden. So wundert er sich, dass sie zwei Öffnungen hat, von denen sich eine auf der erweiterten Seite befand, durch die das Wasser ausfließt und dass die Flasche dadurch für das Aufbewahren und Transportieren des Wassers gar nicht geeignet war.

Das Wort Kundi wurde nicht nur für diese Flasche verwendet, sondern war auch eine allgemeine Bezeichnung für eine heilige Quelle. Das haben die amerikanischen Forscher A. Coomarswamy und R. Kershaw in ihrem Artikel *Chinesische buddhistische Wassergefäße und ihre indischen Prototypen* geschrieben, der in der schweizerischen Zeitschrift Artibus Asiae veröffentlicht wurde. Kundikas waren in Indien seit jeher verbreitet. Es gibt zahlreiche archäologische Funde, sogar aus der vorbuddhistischen Zeit. Eine Kundika wurde beispielsweise auch als ein Attribut des Brahma gefunden. Diese Gefäße waren aus Bronze, Porzellan oder Ton. Die größte Anzahl an Bruchstücken, die von Kundikas stammen, wurden vor allem in der Umgebung buddhistischer Klöster z.b. auf Misthaufen gefunden, woraus man schließen kann, das Kundikas auch Gegenstände des täglichen Gebrauchs waren. Auch Coomarswamy und Kershaw wissen nicht, wofür sie wirklich verwendet wurden. Sie zeigen viele unterschiedliche Formen (siehe auch das Bild im folgenden Kapitel), die aber alle bemerkenswerterweise folgende Merkmale gemeinsam haben:

a) Erweiterung im oberen Teil, ein enger Hals, der in die
b) untere gewölbte Kammer führt, die mit einem Untersatz versehen ist,
c) auf der Seite der unteren Wölbung befindet sich eine Öffnung mit einem Rohr, durch das das Wasser ausfließt, wenn das Gefäß zur Gänze gefüllt ist.

Während sich bei manchen gefundenen Exemplaren der obere Teil wieder verengt, zeigen andere Funde einen offenen Trichter. Oft wird auf deren Oberfläche eine Weide, ein traditionelles Heilsymbol, dargestellt. Wenn wir diese Kundikas mit der Autopathischen Flasche vergleichen, erkennen wir ihre wesentlichen Gemeinsamkeiten: einen Trichter, ein Zuleitungsrohr, eine Wirbelkammer, ein Abflussrohr und einen Untersatz. In beiden Fällen wird nur reines, von keiner Person „berührtes" und nicht kontaminiertes Wasser verwendet. Es gibt auch eine Kundika Upanischad, die ein Teil der uralten Samaveda ist.

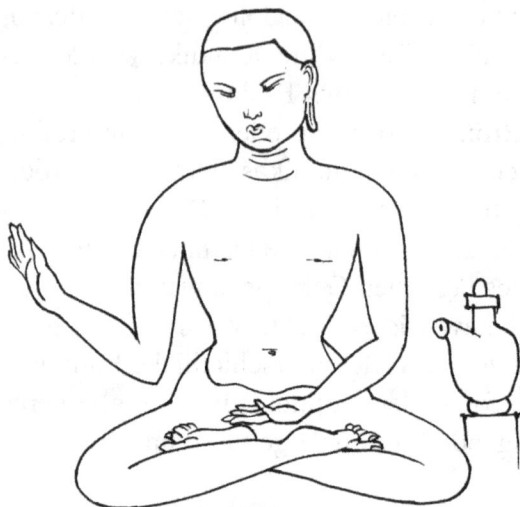

Kundika auf der linken Seite von Buddha, Borobudur, Indonesien, 9. Jhdt. Zeichnung nach einem Steinrelief.

Kundika Upanischad[11]

Om! Meine Glieder und meine Sprache und die Prana, Augen, Ohren, Vitalität
Und alle meine Sinne, sie sollen ihre Stärke entfalten.
Jegliche Existenz ist Brahman der Upanishaden.
Möge ich niemals Brahman[12] verleugnen – und Brahman mich!

---

11 „Upanischaden sind altindische literarische Werke mit einem religiös-philosophischen Charakter und stellen einen Teil der hinduistischen Kulturtradition dar. Sie repräsentieren den Höhepunkt der Veda-Philosophie. Moderne Wissenschaftler datieren sie in die Jahre 800 bis 400 v. Ch. (www.wikipedia.org).
12 Brahman ist eine endlose, konstante, unendliche, immanente und transzendente Realität, die gem. der hinduistischen Religion die göttliche Basis von der gesamten Materie (…) und von allem in diesem Universum ist (www.wikipedia.org).

Möge es gar keine Verleugnung geben:
Es möge keine Verleugnung von mir geben.
Möge die Weisheit der Upanischaden in mir sein.
Möge sie in mir, dem ergebenem Atman, wohnen.
Om! Möge Frieden in mir sein!
Möge Frieden in meiner Umgebung sein!
Möge Frieden in all jenen Kräften sein, die auf mich wirken.

Interessant: Vitalität, Kraft, Verbindung mit einer höheren Ebene des Seins, Störung der Verbindung, das Erreichen der Ruhe… Das alles haben wir schon mehrmals im Zusammenhang mit Autopathie erwähnt.

Auf heiligen Bildern und Skulpturen, die seit dem Altertum bis heute geschaffen wurden, werden Kundikas unterschiedlichster Formen von verschiedenen Gottheiten gehalten. Sie stellen den schon erwähnten *Maitreya* dar, den Buddha der Zukunft, der in einer überirdischen Sphäre ansässig ist. *Guanyin* ist im ostasiatischen Mahayana-Buddhismus meistens eine weibliche Bodhisattva des Mitgefühls und der Heilung oder ein nach höchster Erkenntnis strebendes Wesen. Oder es ist die tibetische Tara dargestellt, die die gleichen Eigenschaften hat wie Guanyin. Diese subtilen Energien werden in unserer Welt als neue Strömung immer spürbarer und setzen sich immer mehr (derzeit vielleicht noch ganz langsam) in der Gesinnung der Menschen durch, aber auch auf der sozialen und materiellen Ebene. So ist Maitreya auch der Archetypus des Mitleides. Er verkörpert Gewaltlosigkeit, Liebe, erweitertes Bewusstsein und Heilung. Ist es nicht naheliegend, in der Kundika eine Urform der Autopathischn Flasche zu sehen, die hilft, das Dasein des Menschen zu verbessern? Es gibt gute Hinweise, das anzunehmen.

Hinzu kommt eine weitere Ähnlichkeit des Buddhismus

mit der Autopathie: Bei Beiden gilt eine besondere Selbstheilungsregel: die Person, die einem am besten helfen kann, ist man selbst – aber man muss wissen wie. Ähnliche Hinweise finden sich auch in anderen religiösen Lehren: im Christentum, in der ursprünglichen Religion des altertümlichen Kreta und in einigen anderen. In der uralten Weisheit der Menschheit.

Die feinstoffliche Potenzierung des eigenen Atems heilt

Nachdem ich mehrfach den Artikel der amerikanischen Historiker Coomarswamy und Kershaw über Kundikas studiert hatte, ist mir im Januar 2009 der Sinn hinter wesentlichen Informationen bewusst geworden:

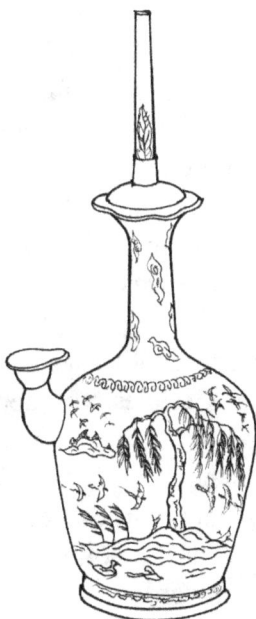

Kundika aus Korea, 10. Jhdt.

1) Bei dem Kundika-Typ mit dem verengten Hals (siehe Bild auf der Seite 123) gab es oben nur ein winziges

Loch. Das Wasser hätte an dieser Stelle nur mit einem sehr dünnen Strahl ausfließen können. Es wäre sehr umständlich gewesen und hätte etwas gedauert, das Wasser zu trinken, das aus diesem kleinen Loch fließt.

2) Eine weitere breitere Öffnung befand sich an der Seite des gewölbten Gefäßes, die mit einem Deckel zugedeckt werden konnte. Diese diente offensichtlich zum Füllen des Gefäßes. Darin sind sich die verschiedene historischen Quellen einig,.

3) Der Artikel wies nach, dass Kundikas in historischen Texten als *„life-breathing vessel of Chinese pilgrims"* erwähnt werden, was wir etwa so übersetzen können: „Leben einhauchendes Gefäß von chinesischen Pilgern". In diesem Zusammenhang sollte man erwähnen, dass buddhistische literarische Quellen keine Tendenz aufweisen, metaphorische Vergleiche anzustellen. Sie drücken sich sachlich aus und nennen die Dinge beim richtigen Namen. Wenn sie daher ein Gefäß als „Leben einhauchend" bezeichnen, muss es etwas mit dem Atem zu tun haben.

Daraus kann man folgendes schließen: Das kleine Loch auf dem oberen Teil des Gefäßes, von dem angenommen wurde, dass es sich um eine Art Mundstück handelt (es ist auch so geformt), diente wahrscheinlich nicht zum Trinken, sondern zum Hineinblasen des Atems in das geneigte und aufgefüllte Gefäß. Der Inhalt der Flasche sollte mit dem eigenen Atem gründlich durchgeblasen werden. Das kleine Ausmaß der Öffnung sollte vermutlich verhindern, dass das Wasser in den Mund gelangte. Anschließend hat der Mönch das Wasser vielleicht aus der gleichen Öffnung auf der Seite getrunken, durch die das Wasser vorher in die Flasche eingefüllt worden war. Vielleicht hat er das Wasser auch auf seinen Kopf gegossen.

Da Kundikas bis zu zwei Liter Wasser fassen konnten (historische Quellen geben an, dass solche Kundika-Typen nicht klein sein dürften), konnten sie dazu dienen, eine homöopathische Verdünnung der Information des eigenen Atems zu erzeugen – also seine feinstoffliche Potenz, die die feinstofflichen Vibrationen erhöht. Weil es sich um eine sehr niedrige Potenz handelte, musste sie oft angewendet werden. Aus diesem Grund musste sie immer bei der Hand sein.

Der andere Kundika-Typ, der an eine Teekanne erinnert, bei der sich der Hals am unteren Teil des Gefäßes befindet (siehe das Bild der japanischen Kundika im letzten Kapitel), legt die gleiche Anwendung nahe. Der Anwender hat wahrscheinlich zuerst durch den Hals in das Gefäß geblasen, so dass sich im Wasser Bläschen bilden konnten und hat dann das Wasser ausgetrunken. Eine ähnliche Form haben auch die Karlsbader Trinkbecher, die dort für das heilende Mineralwasser verwendet werden. In Tschechien haben sie eine mehr als hundertjährige Tradition und sind sehr verbreitet. Es ist interessant, dass fast jeder, der daraus trinkt, vorher hinein bläst bis sich Bläschen bilden. Die Konstruktion des Gefäßes verleitet geradezu dazu! Ein ähnliches altertümliches Gefäß hat ein Bekannter von mir in Spanien gekauft. Die Tradition, zu Heilungszwecken ins Wasser zu blasen, hat wahrscheinlich auch in Europa existiert – wenn auch nur in einer intuitiven, nicht bewussten Form. So kam ich zu meiner Entdeckung einer weiteren Art der Herstellung des autopathischen Präparates (Februar 2009).

Einer ganzen Reihe meiner Patienten habe ich seitdem zur Zubereitung des Präparates aus ihrem eigenen Atem geraten. Wie das geht, erfahren Sie in der Bedienungsanleitung am Ende des Kapitels. Die Wahl der Verdünnungsstufe (die Menge des verwendeten Wassers) und alles andere erfolgt in gleicher Weise wie bei der Verdünnung des Speichels.

Die Ergebnisse sind sehr interessant. Sie zeugen von einer tiefer durchdringenden und feineren Wirkung. Der Atem ist auf die Frequenz unserer Dynamis, der Vitalkraft oder Prana noch besser eingestimmt als unser Speichel.

Ein Patient, der sich mit wiederholten wöchentlichen Dosen des AP (autopathischen Präparates) aus Speichel und sechs Litern behandelt hatte, erreichte eine deutliche Verbesserung einer ganzen Reihe chronischer Probleme. Er litt lediglich noch unter hohem Blutdruck, den er schon seit längerem mit Medikamenten behandelte. Dann bereitete er sich erstmals ein autopathisches Präparat aus dem Atem statt aus dem Speichel. Zufälligerweise vergaß er an diesem Tag seine Blutdruckmedikamente zu nehmen. Der Bluthochdruck verschwand. Nach einigen Tagen stieg er aber wieder langsam an. Nach nochmaliger Anwendung seines potenzierten Atems regulierte sich der Blutdruck wieder.

Eine Frau, die ihren psychischen Zustand und Herzrhythmusstörungen behandelte, hatte wiederholt das AP aus Speichel angewendet. Die Herzrhythmusstörungen verschwanden dadurch. Nach dem „Hineinblasen" hat sich die Wirkungsdauer einer Dosis um etwa das Doppelte verlängert. Außerdem hat sie daraufhin im Traum Kontakt zu ihrem tibetischen buddhistischen Meister bekommen, der ihr einen geistigen Rat erteilt hat – etwas, was sich zuvor nie ereignet hat.

Eine Dame, die ich über sieben Jahre behandelt und deren Zustand sich in vieler Hinsicht verbessert hatte, rief mich einmal an und teilte mir mit, dass sie an einer akuten Grippe mit Fieber leide. Ich riet ihr, dass sie das autopathische Präparat erneut anwenden soll. Nun sollte sie aber in die Flasche hinein atmen. Sie rief mich nach einer Woche wieder an und erzählte, dass sie sich früher nach Anwendung des potenzierten Speichels immer etwas sonderbar gefühlt hätte, aber sie hatte gespürt, dass es wirkt. Diesmal habe sie jedoch gar nichts gespürt. Die Grippe sei allerdings innerhalb von 2 Tagen vergangen.

Bei zwei an Grippe erkrankten kleinen Kindern sind bei dieser Art der Anwendung die Symptome innerhalb von zwei Tagen verschwunden. Eines der Kinder wollte nicht in die Flasche reinspucken. Doch das durch das Hineinblasen entstandene „Blubbern" habe ihm sehr gefallen.

Nachdem *einer meiner Patienten* jeden Tag ein AP aus 4,5 l Wasser und Atem angewendet hatte, pendelte sich der pH-Wert seines Speichels auf konstant 7,5 ein, und er fühlte sich nachhaltig besser.

Wie einige zeitgenössische Autoren angeben, ist die Übersäuerung des Organismus eine der Ursachen für chronische Krankheiten. Der optimale pH-Wert des Speichels liegt bei 7-7,5. Die Mehrheit der Menschen hat allerdings einen viel niedrigeren ph-Wert.

Eine Frau, die Autopathie seit 6 Jahren anwendet. Viele Probleme hat sie nicht mehr, wie z.B. die Herzrhythmusstörungen. Vor einem Jahr bekam sie allerdings nach einer unsensiblen Rückenbehandlung durch eine Masseurin sehr starke und lang andauernde Probleme mit ihrem Rücken. Die Beschwerden besserten sich zwar, nachdem verschiedene Ergänzungsmethoden zur Anwendung gekommen waren; aber sie hörten nicht auf. Ungefähr zwei Wochen nach der erstmaligen Anwendung des autopathischen Präparates aus Atem verschwanden ihre Rückenprobleme zur Gänze. Es war das erste Mal seit 30 Jahren, dass sie sich vollkommen in Ordnung fühlte.

Eine Frau, 89 Jahre. Sie kommt in Begleitung ihrer Tochter. Seit 7 Jahren hat sie die Diagnose Alzheimer. Oft erkennt sie ihre Tochter nicht mehr, die sie pflegt und die sie bei sich zu Hause aufgenommen hat. Vor drei Monaten hat sich ihr

Zustand markant verschlechtert. Vor vierzehn Tagen hörte sie zu essen auf, und sie trinkt nur noch und verliert an Gewicht. Sie sieht Personen, die nicht anwesend sind. Selbst wenn sie zu Hause ist, weiß sie nicht mehr, wo sie sich befindet. Wenn sie auf die Toilette geht, vergisst sie, sich die Hose auszuziehen. Sie muss von ihrem Mann an- und ausgezogen werden. Laut ärztlicher Diagnose befindet sie sich im letzten Stadium der Alzheimer-Erkrankung. Früher hat sie gerne gesungen, jetzt kann sie sich aber nur an ein Lied erinnern. Sie ist immer gut gelaunt. Ich empfahl, das autopatische Präparat einmal in der Woche aus Atem anzuwenden, mit einem Liter Wasser verdünnt. Einen Monat nach der Eingangsuntersuchung ruft mich ihre Tochter freudig an. Der Zustand ihrer Mutter habe sich stark verbessert. Ihr Erinnerungsvermögen hat sich markant gebessert. Sie orientiert sich besser und hat wieder angefangen, normal zu essen. Sie kann die Hygiene selbst einhalten. Sie singt wieder verschiedene Lieder. Sie ist wieder am Geschehen beteiligt. Sie sieht fern, was vorher undenkbar war, da sie vor dem TV-Gerät immer eingeschlafen ist. All das nach einer nur einmonatigen autopathischen Anwendung!

Eine Frau, 81 Jahre, mit der Diagnose Krebs, wird seit längerem onkologisch behandelt. Sie wurde operiert, aber der Tumor kommt immer wieder. Sie leidet zudem unter starken Kopfschmerzen und ist immer müde. Sie hat außerdem rheumatische und psychische Beschwerden. Seit 33 Jahren macht sie Yoga. Ich empfahl bei ihr das autopathische Präparat aus Atem, verdünnt mit einem Liter Wasser einmal täglich. Exakt einen Monat später meldete sie sich und meinte, dass ihr die Autopathie sehr gut tut. Kurz nach der Anwendung hat sie immer ein ausgezeichnetes, fröhliches Gefühl. Die Kopfschmerzen sind auf 20% der ursprünglichen Intensität zurückgegangen. Sie schläft besser und tiefer, erholt sich besser und ist weniger müde. Ihre Lebensqualität hat sich trotz Fortführung der schulmedizinischen Krebstherapie wesentlich verbessert.

Es gibt dutzende weitere Fälle, die die starke Wirkung des aus Atem produzierten Präparates belegen. In keinem einzigen Fall zeigte sich eine verminderte oder abgeschwächte Wirkung! Im Gegenteil, die Veränderungen waren wesentlich und markant und kamen stets sehr schnell. Ähnliche Erfahrungen haben auch einige meiner Schüler gemacht.

Es ist interessant, dass auch Autopathie ihre Genese hat: zuerst verwendete man verdünnte pathologische Ausscheidungen wie Eiter usw., stark verunreinigte Stoffe. Manche englische Homöopathen haben sogar verdünnten Stuhl angewendet, auch ein hoch kontaminiertes Material voll Abfallprodukte. Auch von Urin ist bekannt, das es sich als Material zur Potenzierung eignet, obwohl auch er viele Abfallprodukte beinhaltet. Er erwies sich deutlich weniger wirksam als Speichel. Eine noch reinere Information, die mit ihrer Vibrationsmelodie unserem feinstofflichen Organisationsprinzip noch näher steht, ist unser Atem. Atem ist der Grundausdruck des Lebens. Bei der Beschreibung von Substanzen verfolgen Homöopathen traditionsgemäß viele Hinweise in der Religion, Mythologie usw. In Genesis (Kap. 2) wird gesagt, dass Gott dem Menschen das Leben einhauchte (damit ich nicht nur buddhistische Quellen erwähne). Die Basis der buddhistischen Meditation ist die Konzentration auf die Atmung. Prana, die indische Entsprechung dessen, was die Homöopathen Vitalkraft oder Dynamis nennen, wird direkt mit dem Atem in Verbindung gebracht – ebenso wie im Yoga oder im tibetischen Buddhismus.

Hier folgt die Bedienungsanleitung für die Zubereitung der Potenz des eigenen Atems in der Autopathischen Flasche.

Anleitung zur Herstellung des autopathischen Präparates aus dem Atem

Bevor Sie das Präparat zubereiten, lesen Sie bitte sorgfältig diese Bedienungsanleitung. Nehmen Sie die Flasche nur und erst dann aus der Plastikverpackung, wenn Sie damit beginnen, das Präparat zuzubereiten. Die Herstellung führt normalerweise diejenige Person durch, die das Präparat auch anwendet. Von dieser Bedingung kann auch abgewichen werden.

Der Zweck: „Die Flasche" dient der schrittweisen Verdünnung bzw. Potenzierung des Ausgangsmaterials auf eine feinstoffliche (aus materieller Sicht nicht stoffliche) Ebene nach dem Wirbel-Durchfluss-Verfahren. Das Produkt der Verdünnung wird ausschließlich von der Person angewendet, die das Ausgangsmaterial – den Atem – dazu geliefert hat.

Die Philosophie dahinter: Das Produkt, das durch die Verdünnung entstanden ist, wirkt durch die Resonanz positiv auf das feinmaterielle (aus materialistischer Sicht nichtmaterielle) Organisationssystem im Menschen ein, das auch „Vitalkraft" , „Qi" bzw. „Prana" genannt wird und dadurch schrittweise seine Funktion verbessern kann.

Utensilien:
1) Autopathische Flasche aus Borquarzglas
2) Normales handelsübliches Quellwasser (z.B. aus dem Supermarkt) ohne erhöhten Mineralstoffgehalt, ohne Zusätze und ohne Kohlensäure; es kann auch destilliertes oder filtriertes Wasser verwendet werden; wie viel Wasser zu verwenden ist, ist in diesem Buch erläutert oder wird vom autopathischen Berater empfohlen (mindestens 1 Liter)

Vorgehensweise:

1) Zähne sorgfältig putzen, nur mit Wasser (ohne Zahnpasta). Danach mindestens eine halbe Stunde warten und nichts essen oder trinken, keine Gegenstände in den Mund nehmen und nicht mit dem Mobiltelefon telefonieren. Gesicht und Lippen müssen frei von Kosmetik sein. Ab der letzten Mahlzeit darf keine Zigarette mehr geraucht werden. Die ideale Zeit ist morgens nach dem Aufstehen.

2) Wenn man das Präparat für eine andere Person vorbereitet, muss man ab dem Zeitpunkt der Entnahme der Flasche aus der Verpackung während der gesamten Dauer der Herstellung einen Mundschutz tragen, natürlich besonders während des Atmens in die Flasche, damit keine eigenen Tröpfchen (durch Niesen oder Sprechen bzw. Atmung in der Nähe) auf das Präparat übertragen werden.

3) Nach dem Auspacken hält man die Flasche so in der Hand, dass beide Röhrchen (jenes vom Trichter in die Wirbelkammer und das Abflussröhrchen) schräg, wie ein Buchstabe V, in einem Winkel von 45° nach oben zeigen. Anschließend gießen wir so viel Wasser in den Trichter, bis die kugelige Wirbelkammer im unteren Bereich der Flasche zur Gänze gefüllt ist. Das Wasser soll ca. 1,5 cm in beide Röhrchen reichen. Bitte die innere Seite des Trichters nicht berühren. Es darf sich dabei auch keine weitere Person in der Nähe aufhalten.

4) Vor Einblasen des Atems holt man zuerst tief Luft, steckt dann das Ende des Ablaufröhrchens in ein Nasenloch, hält das andere zu und bläst den Atem langsam und kontinuierlich in die mit Wasser gefüllte Wirbelkammer hinein, wo sich Luftbläschen bilden. Das Röhrchen soll

131

dabei leicht schräg gehalten werden, damit die Atemluft nicht entweichen kann. Dasselbe wiederholt man mit dem anderen Nasenloch. Anschließend stellen wir die Flasche an den Rand des Waschbeckens mit dem unteren Ablaufröhrchen in Richtung Abfluss. In der Wirbelkammer befindet sich nun eine kleine Wassermenge mit der Atem-Information.

5) Gleich danach beginnt man, die vom Berater oder vom Buch empfohlene Wassermenge aus ca. 5 cm Höhe in den Trichter zu leeren. Dabei macht man – außer für den Wechsel der Wasserflaschen – keine Pause und achtet darauf, den Rand des Trichters mit der Wasserflasche nicht zu berühren. Am besten ist es (aber nicht notwendig), wenn sich im Trichter ein Wasserspiegel bildet. Es macht nichts, wenn das Wasser überläuft.

Gleich nach diesem Verdünnungsprozess trägt man das in der kugeligen Wirbelkammer verbliebene autopathische Präparat (oder einen Teil davon) durch das Ablaufröhrchen auf die Mitte der Stirn auf und verteilt es in Kreisbewegungen mit dem Röhrchen zwischen Augenbrauen und Nasenansatz, dort, wo sich das sechste Chakra befindet. Das aufgetragene Präparat lässt man dann auf der Haut trocknen. Die Applikation feinstofflicher Verdünnungen auf die Haut wurde schon vom Gründer der Homöopathie, S. Hahnemann, *(Organon der Heilkunst)* als geeignet empfohlen.

6) Die Autopathische Flasche darf nach erstmaligem Gebrauch auf keinen Fall für eine andere Person verwendet werden. Dadurch käme es zur Vermischung der feinstofflichen Vibrationen zweier Personen, und das Präparat würde seine Wirkung verlieren. Aus den Erfahrungen bei der Erzeugung homöopathischer Präparate weiß

man, dass Glas ein „Gedächtnis" hat, das die feinstoffliche Information speichert, obwohl die Flüssigkeit mit der Information entfernt wurde. Für jede Person muss daher immer eine eigene Flasche und nur diese verwendet werden.

7) *Bei wiederholter autopathischer Anwendung muss die Flasche spätestens 3 Monate nach der ersten Verwendung gegen eine neue ausgetauscht werden. Nach diesem Zeitraum kommt es wegen des „Glas-Gedächtnisses" zu einem Wirkungsverlust.* Nach der Benutzung legen wir die Autopathische Flasche sofort in die Plastikverpackung und in die Schachtel zurück, damit es nicht zur Kontamination (Entwertung) durch Berührung, Sprechen oder Atmung einer anderen Person kommen kann. Nach der Beendigung der Verwendungsdauer soll die Autopathische Flasche sofort im Glascontainer entsorgt werden.

8) Bei der Zubereitung für die eigene Anwendung ist es empfehlenswert, aber nicht notwendig, die Finger der freien Hand unter den Wasserstrahl zu halten, der aus dem Abflussröhrchen der AF fließt.

9) Nach Durchfluss von 1 Liter Wasser entsteht die autopathische Verdünnung 40 C.

10) Auf diese Weise entstandenes und angewendetes Präparat kann die Tätigkeit des feinstofflichen Steuerungssystems den Organismus für eine längere Zeit in Ordnung bringen, und zwar auch nach einer einmaligen Anwendung.

11) Vor der ersten Anwendung und auch begleitend kann es oftmals hilfreich sein, den Rat eines geschulten Autopathie-Beraters einzuholen, da die Entwicklung nach der Anwendung des Präparates sehr individuell verlaufen

kann – je nach innerem (karmischen) Zustand des Menschen. Diesbezügliche Information bieten Ihnen auch Bücher von Jiri Cehovsky, die ausführlich über die Methode, Erfahrungen mit Autopathie und über ihre Philosophie berichten.

Hinweis: Die Wirkung des hochpotenzierten Atems ist kein Ersatz für ärztliche Behandlung. Es kann auch als Ergänzungsmethode verwendet werden.

Teil IV

Selbstbehandlung

Vereinfachte Selbstbehandlung mit Autopathie

Autopathie ist in einer gewissen Hinsicht immer eine Selbstbehandlung, da wir die homöopathische Potenz unserer eigenen Information für uns selbst herstellen. Dieses Buch bietet dem Leser und autopathischen Patienten alle Informationen für die Selbstbehandlung. Der Patient kann vor allem von den vereinfachten Regeln Gebrauch machen, die sich im Großen und Ganzen bewährt haben und die ich manchmal selbst bei meinen Patienten (wenn auch mit gewissen individuellen Modifikationen) anwende. Alle meine Erkenntnisse und Erfahrungen zeigen, dass sich die regelmäßige, oftmalige Wiederholung der Anwendung des Präparates sehr gut bewährt. Sie verhindert das Nachlassen der Wirkung. Die genaue Beobachtung und Bewertung der Symptome fällt weg und der sog. Relaps (Beendigung der positiven Wirkung der verabreichten Dosis) wird dadurch gleichzeitig vermieden. Bei Selbstbehandlung steht dem Patienten nicht die berufliche Erfahrung des Beraters zur Verfügung, und es wird ihm daher im Normalfall schwer fallen, die Symptome zu erkennen und zu unterscheiden. Außerdem fällt auch die Bestimmung der richtigen Verdünnungsstufe weg.

Bei einer häufigen Wiederholung kommt es zu einer gewissen Eskalation der Wirkung: Nach der ersten Dosis steigen die feinstofflichen Vibrationen der Person, die dann einen gesünderen Speichel produziert, der wiederum, wenn er in die feinstoffliche Ebene im autopathischen Präparat versetzt wird, noch stärker auf die Persönlichkeit wirkt, die dann einen noch gesünderen Speichel bildet, der wieder durch das autopathische Präparat auf die Person einwirkt... und so weiter.

Selbstbehandlung – die vereinfachte Vorgehensweise

Für all jene, die sich das Studium des ganzen Buches ersparen wollen oder zu kompliziert finden, habe ich nachfolgend eine „Instant-Version" zur autopathischen Selbstbehandlung zusammengestellt.

Alle derzeitigen, beobachteten und subjektiv empfundenen psychischen und physischen Beschwerden sollte man unbedingt schriftlich aufzeichnen. Stellen Sie keine Diagnosen. Halten Sie lediglich jede einzelne Beschwerde detailliert und schriftlich fest. Schreiben Sie auch die Gesichtspunkte auf, die Sie an sich verbessern und ändern wollen. Vergessen Sie dabei nicht das Datum Ihrer Aufzeichnungen.

– Bereiten Sie das Präparat immer in einem regelmäßigen Intervall zu, anfangs einmal am Tag oder jeden zweiten Tag. Bei einer Selbstbehandlung kann in allen Fällen zuerst eine niedrige Potenz (Verdünnungsstufe) angewendet werden, die aus einem oder eineinhalb Litern Wasser hergestellt wird. Dies entspricht der homöopathischen Verdünnung 40 C, bzw. 60 C. *Es ist vorteilhaft, nach der Anleitung für die Zubereitung des AP aus abgekochtem Speichel (siehe Seite 220), vorzugehen.* Die Flasche sollte man nach Beendigung der Zubereitung leicht ausschütteln, damit in ihr möglichst wenig Wasser zurück bleibt. Legen Sie sie danach sofort in die Plastiktüte und in den Karton zurück. Nehmen Sie sie erst unmittelbar

139

vor der nächsten Anwendung wieder heraus. Bei regelmäßiger und häufiger Wiederholung der Anwendung ist
es günstig, dieses gleich morgens nach dem Aufstehen
vorzunehmen. Am Abend vorher putzt man sich die Zähne nur mit der Zahnbürste und ohne Zahnpasta. Am Morgen kann man das Präparat ohne weiteres noch vor dem
Frühstück herstellen und gleich anwenden. Das dauert
nur wenige Minuten.

– Nach zwei bis vier Wochen kann man anfangen mit dem
Intervall der einzelnen Dosen zu experimentieren. Bei der
Wahl des zeitlichen Abstandes zwischen den einzelnen
Anwendungen besteht absolute Freiheit. Man kann sich
voll auf Gefühl und Intuition verlassen. Versuchen Sie das
Intervall herauszufinden, das Ihnen am besten passt und
bei dem Sie sich am besten fühlen. Das Intervall kann
man auf zwei Tage oder auf einmal pro Woche verlängern
oder es von einmal pro Woche auf drei Tage verkürzen.
Es ist auch möglich, das Präparat mehrmals am Tag anzuwenden. Beobachten Sie dabei ihre Gefühle und richten
Sie sich nach Ihrer Empfindung und Intuition. Wenn man
das Intervall verlängert oder verkürzt, kann nichts Negatives geschehen. Man hat immer die Möglichkeit, zurück
auf jenes Intervall zu gehen, bei dem man sich am besten
gefühlt hat. Haben Sie schließlich den passenden Abstand
zwischen den einzelnen Anwendungen gefunden, behal-
ten Sie ihn für längere Zeit bei, je nach Entwicklung Ihres
persönlichen Zustandes. Wenn Sie z.B. merken, dass am
dritten Tag die Wirkung nachlässt, verkürzen Sie das Intervall wieder auf einmal alle zwei Tage. Es hat sich in der
Praxis gezeigt, dass bei lang andauernden Krankheitszu-
ständen und einer langfristigen Verabreichung und ab ei-

ner Verdünnung aus zwei Litern und höher das wöchentliche Intervall am besten geeignet ist. Wenn Sie feststellen, dass sich Ihre Probleme markant verbessern, können Sie beginnen, das Intervall deutlich zu verlängern.

– Nach einiger Zeit, frühestens nach zwei Wochen, erhöhen Sie die zur Verdünnung bestimmte Wassermenge leicht, z.b. auf 2 Liter. Manchmal ist eine unzureichende Reaktion darauf zurückzuführen, dass die Potenz viel zu niedrig angesetzt wurde. In einem solchen Fall erhöht man immer nur um einen Liter und wiederholt die gleichen Dosen mehrmals hintereinander.

– Bei lang andauernden chronischen und tief sitzenden Problemen hat die wiederholte und oftmalige Verabreichung über einen Zeitraum von mehreren Monaten sehr gute Ergebnisse gebracht. Es muss uns dabei bewusst sein, dass die sukzessive Umstimmung des Organismus aus einem lang andauernden, unerfreulichen Zustand auch einen längeren Zeitraum beansprucht. Bevor sich solche Probleme merklich bessern oder gar verschwinden, kann geraume Zeit vergehen. Wenn es trotzdem nicht gelingen will und Hindernisse auftreten, ist es ratsam, sich an einen erfahrenen Berater zu wenden. Außerdem stehen zwei Bücher mit vielen Details zum Thema Selbstbehandlung zur Verfügung – neben diesem noch das Buch *Speichel, der Heilende Saft 1. Ausgabe.* Es wäre sinnvoll, diese in der eigenen Bibliothek zu haben, damit man auf sie beim Aufkommen von Zweifeln zurückgreifen kann. Da die Philosophie und die Methode der klassischen homöopathischen Behandlung, die bei Autopathie voll angewendet wird, nicht ganz einfach ist und sich von den gängigen

Vorgängen unterscheidet, sollten wir zumindest Grund-
kenntnisse besitzen, wenn wir uns selbst behandeln.

– Wenn man sich entscheidet, die Wassermenge (Potenz)
zu erhöhen, dann immer nur um einen Liter. Die Anwendungen mit dieser erhöhten Dosis wiederholt man. Das
Intervall zwischen den Anwendungen kann man je nach
gefühlter Wirkung anpassen, für gewöhnlich setzt man
es einmal pro Woche an. Falls man irgendwelche psychische oder physische Verschlechterungen verspürt, ist es
immer möglich, sofort und außerhalb des geplanten Intervalls eine Anwendung durchzuführen. Beispielsweise
anstatt nach einer Woche nach drei Tagen. Später kommt
man wieder zum regelmäßigen Intervall zurück. Es ist
nicht zwingend notwendig zu bewerten, ob es sich um
ein Umkehrsymptom gehandelt hat oder nicht. Wenn es
zu einer Krise kommt, kann man die Frequenz der Anwendungen weiter erhöhen und nach dem Abklingen der
Krise auf das ursprüngliche Intervall zurückgehen.

– Wenn man das festgelegte Ziel erreicht hat, sich die lang
andauernden Probleme also bessern oder gar verschwinden, beendet man die Anwendungen entweder ganz,
oder man verlängert das Intervall auf monatlich bzw.
zweimonatlich. Die Verdünnung bleibt dieselbe.

– Kehren die Probleme wieder zurück, beginnt man neuerlich mit der gleichen Wassermenge und im gleichen Intervall, wie man es vor der Verbesserung angewendet hat.

– Die Verwendung von Trinkwasser in Flaschen (ohne
Kohlensäure) ermöglicht eine genaue Dosierung für die

Potenzierung. Handelsübliches, destilliertes Wasser in 1 Liter Flaschen kann auch verwendet werden. Leeren Sie das Wasser für die Potenzierung niemals in Messgefäße hinein, da diese eventuell Verunreinigungen enthalten und das Wasser kontaminiert sein könnte. Wir gießen das Wasser immer direkt aus der Originalverpackung in die Autopathische Flasche. Die Flasche muss drei Monate nach der ersten Anwendung gegen eine neue ausgetauscht werden. Dadurch verhindert man, dass die Wirkung durch den „Erinnerungseffekt des Glases" gestört wird.

– Die Potenz kann im Laufe der Zeit immer wieder erhöht werden, aber immer nur um jeweils einen Liter. Die gleiche Potenz muss mehrmals wiederholt werden. Es besteht stets die Möglichkeit, auf eine niedrigere Verdünnung zurückzukommen, falls die höhere weniger wirksam sein sollte als die niedrigere. Als Anhaltspunkt dafür dienen wieder unsere Gefühle, Beobachtungen und die Intuition.

– Regelmäßig vergleicht man anhand unserer Notizen den Ausgangszustand mit der jetzigen Situation. So erkennt man, was sich alles geändert hat. Die Änderungen notiert man ebenfalls.

– Vor allem bei regelmäßiger Erzeugung des Präparates aus Leitungswasser ist die Verwendung eines Kohlefilters, der das Chlor aus dem Wasser entfernt, eine Erleichterung.

– Vor allem bei komplizierteren Fällen ist die Beratung durch eine erfahrene und objektive Person sehr hilfreich, wenn nicht sogar notwendig. Um hier rasch entsprechende Unterstützung zu finden, stelle ich im Internet unter http://www.autopathie.de/methode/standorte-der-berater/ eine laufend aktualisierte Liste qualifizierter Autopathie-Berater zur Verfügung. Bei ernsten Zuständen kann ein erfahrener Berater von Anfang an hilfreich und wichtig sein. Aber es gilt dennoch, dass bei der Selbstbehandlung der Patient den Berater immer seltener konsultiert und sogar völlig unabhängig agiert, sofern der Zustand der Besserung nach und nach eintritt. Natürlich gibt es auch Zustände, die man weder bessern, geschweige denn heilen kann. Es hängt in einem großen Ausmaß von der Vitalkraft der jeweiligen Person ab. Die Buddhisten nennen diesen versteckten innerlichen Zustand Karma.

– Keineswegs ist es Bedingung, dass eine erfolgreiche autopathische Behandlung nur möglich ist, wenn andere Heilungsmethoden ausgeschlossen sind. Darum muss man sich keine Sorgen machen. Autopathie kann als ergänzende und unterstützende Methode zu allen anderen Heilmethoden angewendet werden, auch bei der Einnahme von homöopathischen Arzneien. Eine häufige Wiederholung des Präparates bringt auch den Vorteil, dass dadurch die Wirkung von eventuellen Antidotierungen reduziert oder beseitigt werden, die manchmal bei parallel angewendeten Methoden entstehen.

Diese vereinfachte Methode hat sich bei vielen chronischen Leiden als erfolgreich erwiesen, vor allem in der erster Behandlungsphase. Zusätzlich zu den Informationen in den Büchern gibt es auf www.autopathie.de aktuelle Informationen zu dieser Methode, die hilfreich sein können.

Erste Hilfe

Autopathie kann man immer auch als Akut-Maßnahme verwenden, egal um welche Leiden und Symptome es geht.

Nicht zuletzt deshalb, da eine frische Flasche mit Trinkwasser (siehe *Fragen und Antworten, Zubereitungsmethode nach Korsakoff)* eigentlich immer bei der Hand ist. Man kann Autopathie auch in Kombination mit anderen Soforthilfe-Methoden anwenden. Für solche Akuteinsätze werden Potenzen bis 40 C verwendet.

Einer meiner Schüler, im Hauptberuf Lehrer, erzählte mir dazu eine heitere Geschichte. Er war mit seinen Schülern auf einer Busreise. Ein Mädchen vertrug die Fahrt sehr schlecht, und es war ihr übel. Er riet ihr, ein AP 30 C herzustellen. Kurz nach der Anwendung verschwand die Übelkeit. Als er etwa ein Jahr danach mit diesen Schülern im Unterricht über Autopathie sprach, äußerte gerade dieses Mädchen Zweifel daran, dass der verdünnte Speichel die Gesundheit positiv beeinflussen könne. Daraufhin erinnerte er sie wieder an die offensichtlich von ihr vergessene Begebenheit im Bus und sie musste zugeben, dass diese Anwendung bei ihr wirklich erstaunlich gewirkt habe.

Eine meiner Kurs-Teilnehmerinnen hat mir folgende Autopathie-Akutanwendung berichtet: Ihr Sohn bekam einmal unglücklicherweise Chilipulver (Cayennepfeffer) in die Augen. Die Augen fingen sofort an, höllisch zu brennen. Mehrmals spülte er die Augen mit Wasser aus. Aber es half nicht. Daraufhin hat er in die hohle Hand gespuckt und ließ eine halbe Minute Leitungswasser darüber fließen. Während dieser Zeit verging das Brennen. Dieser Fall ereignete sich in der Schweiz, und es ist daher wahrscheinlich, dass das Wasser nicht chloriert war.

Auch eine heftig schmerzende *Gallenkolik eines sechzigjährigen Mannes* ist nach Anwendung eines AP aus einem halben Liter Wasser (20 C) innerhalb einer Stunde abgeklungen.

Teil V.

Tiere und Pflanzen

Fälle zweier Katzen und eines Hundes

Die Regeln für die autopathische Anwendung gelten auch für Tiere. Bei der Behandlung von chronischen Beschwerden reagieren Tiere gewöhnlich schneller als Menschen. Zwei meiner Kurs-Teilnehmerinnen berichteten beispielsweise über die erfolgreiche Behandlung des Haarausfalls ihrer Katzen. Bei beiden Tieren (eines lebt in Tschechien, das andere in Deutschland) wies das Fell eine kahle Stelle auf, und man konnte die Haut sehen. Bei beiden Katzen wuchs die Behaarung innerhalb einer Woche wieder nach, und zwar innerhalb von einer Woche, nachdem sie behandelt worden waren. In beiden Fällen wurde der Speichel mit einem Liter Wasser potenziert.

Unser Hund, ein schwarzer Labrador, 40 kg, wurde im Dezember 1998 geboren. Ein Jahr nach seiner Geburt entwickelte sich vor allem im rechten Auge ein weißer, zäher Schleim. Auch aus seinen Genitalien kam Schleim. Der stattliche Hund hatte ein relativ unterwürfiges Benehmen. Beim Spazierengehen wich er regelmäßig auch kleineren, aggressiveren Hunden aus. Er bekam eine homöopathische Pulsatilla 30 C. Daraufhin verschwand der Schleim aus den Augen und er war bis auf hin und wieder auftretenden Genitalausfluss bis zum Sommer 2004 gesund. Da tauchte plötzlich der Schleim in den Augen wieder auf, insbesondere im rechten Auge und immer morgens. Dazu kam noch ein grauer Schleier, der sich über sein gesamtes rechtes Auge gelegt hatte. Das ganze Auge war zudem rot unterlaufen. Im August 2004 bekam er eine Dosis Pulsatilla 200 C. Innerhalb weniger Tage verschwand der graue Schleier von der Augenoberfläche, aber der Ausfluss

149

und die Rötung blieben bis Anfang Oktober. Dann wurde ihm erstmals Speichel abgenommen. Da er während der Abnahme unruhig war, konnten wir nur eine geringe Menge an Speichel entnehmen. Dieser geringe Speichelbelag in der Pipette wurde dann mit destilliertem Wasser in der Verschlusskappe der Wasserflasche durchgespült und danach aus der Verschlusskappe in die Autopathische Flasche geleert und mit vier Liter Wasser auf die Potenz 160 C potenziert. Ein paar Tropfen davon wurden ihm in den Mund eingetropft.

Zwei Tage nach der Verabreichung besserte sich sowohl der Ausfluss als auch die Rötung des rechten Auges. Aber schon in den darauffolgenden Tagen stellte sich wieder der vorherige Zustand ein. Am fünfzehnten Tag nach der Verabreichung wurde erstmals eine wesentliche Besserung sichtbar. Achtzehn Tage nach der Anwendung war er beschwerdefrei und ist es bis heute geblieben. Gleich nach der ersten Anwendung hatte sich auch sein Benehmen gegenüber anderen Hunden normalisiert. Allen, die ihn belästigt haben, hat er nun sofort und unmissverständlich gezeigt, dass er das nicht duldet. Heute ist er schon vierzehn Jahre alt (die Lebenserwartung von Labrador-Hunden liegt bei max. 12 – 13 Jahren) und genießt sein Seniorendasein sichtlich und mit ungetrübten Augen. Insgesamt hat er fünf autopathische Anwendungen bekommen.

In meinen Autopathie-Kursen berichten mir zahlreiche Teilnehmer über die erfolgreiche Behandlung verschiedener Tierarten, vor allem von Pferden und Hunden. In allen Fällen folgte nach der Verabreichung des autopathischen Präparates eine positive Entwicklung.

Die Harmonisierung bezieht sich auch hier auf alle pathologischen Zustände. Auch bei Tieren empfehle ich Speichel als idealen Ausgangsstoff zur Potenzierung, der mittels einer sterilen Pipette abgenommen werden muss. Ebenso können hier Harn oder auch Bluttropfen verwendet werden. Im Grunde genommen kommt jede potenzierte Körperflüssigkeit in Frage, bei Kühen kann es auch ihre eigene Milch sein. Um bei der Zubereitung des Präparates die Wahrscheinlichkeit der Wirkung zu erhöhen, sollten wir bei der Herstellung einen Mundschutz und Latexhandschuhe tragen.

Autopathie heilt auch Pflanzen

Auch Pflanzen sind wie andere lebende Organismen in ihren Organisationssystemen in der feinstofflichen Sphäre verankert. Zur Verdünnung bzw. Potenzierung ist der Pflanzensaft, ev. ein Blatt oder eine Blüte gut geeignet. Es genügt, das frische Blatt oder die Blüte für kurze Zeit in eine Flasche mit destilliertem Wasser zu geben, ziehen zu lassen und es dabei hin und wieder durchzuschütteln. Anschließend wird dieses Wasser potenziert. Möglich ist auch, einen Teil der lebendigen Pflanze für eine oder zwei Stunden in destilliertes Wasser einzutauchen und dann dieses Pflanzenteil zu potenzieren. Bei Behandlung einer ganzen Gruppe gleicher und gleich befallener Pflanzen (Feld, Pflanzenbeet, Obstgarten, Wald) kann man das Präparat aus einer oder zwei der erkrankten Pflanzen zubereiten. Das Präparat muss gleich nach der Erzeugung angewendet werden. Man gibt es entweder in das Gießwasser oder mit Trinkwasser in einen Zerstäuber, der vorher noch nie benutzt wurde und daher keine Spuren weder von chemischen Mitteln noch von vorigen autopathischen Präparaten in sich trägt. Vor allem die Blätter, oder zumindest Teile davon, sollen damit angefeuchtet werden. Die Art der Erkrankung spielt auch bei Pflanzen keine Rolle. Parasiten, Pilze oder Bakterien befallen nur innerlich geschwächte Organismen. Die Pflanzen sollen damit ihre innere Widerstandskraft erhöhen um dadurch genauso wie Menschen und Tiere wieder gesund zu werden. Die empfohlene Potenz ist hier 12 bis 40 C. Über die durchwegs positiven Erfahrungen mit autopathischen Behandlungen bei Pflanzen berichtet der niederländische Autor Hans Andeweg in seinem Buch *In der Resonanz mit der Natur* (auf Tschechisch erschienen im Verlag Alternativa, 2003). Die Autopathie kann damit eine Bereicherung vor allem für ökologische Landwirtschaft und Gartenbau bedeuten. Sie ist günstig, einfach, dabei wirkungsvoll und vergiftet weder die Organismen noch deren Umwelt. Persönlich habe ich noch keine ausreichenden Erfahrungen mit der autopathischen Behandlung von Pflanzen gesammelt, aber manche meiner Kursteilnehmer haben meine Überlegungen zur Autopathie für Pflanzen als Anregung für ihre eigenen Anwendungen aufgegriffen.

Eine Hörerin meiner regelmäßigen Kurse hat mir dazu beispielsweise Folgendes erzählt: Zwei alte Birnbäume in ihrem Garten haben seit Jahren fleckige Blätter. Auch deren Früchte waren stets voller Flecken, deformiert und ungenießbar. Sie bat einen Gärtner um Rat, aber der riet ihr nur, den Baum zu fällen. Das wollte sie nicht und hat stattdessen in einer Flasche mit destilliertem Wasser ein paar ausgerissene Blätter von einem der beiden Birnenbäume eingeweicht. Das Wasser hat sie dann auf 12 C potenziert und übergoss mit dieser Verdünnung die Blätter und den Stamm. Das war im Laufe des Jahres 2006. Dann kam der Winter und im darauffolgenden Jahr waren beide Birnenbäume frei von sämtlichen Blatt- und Früchteschäden. Die Birnen waren groß und schmeckten gut. Die gleiche Erfahrung hat eine meiner Autopathie-Kolleginnen mit der Behandlung eines nicht fruchtbaren Birnbaumes gemacht, nur mit dem kleinen Unterschied, dass sie das Blatt nicht abgerissen, sondern nur für eine Weile ins Wasser eingetaucht und dieses dann nach der Korsakoff-Methode potenziert hat.

Auf ähnliche Weise hat eine andere Kursteilnehmerin ihren Ficus Benjamin geheilt, der an massivem Blattausfall litt. Nach der Gabe eines AP (der Fall wurde in meinem Buch *Speichel, der heilende Saft* 1. Ausgabe ausführlich beschreiben) hörte der Blattausfall gänzlich auf.

153

Teil VI

Fallbeschreibungen

In meiner langjährigen autopathischen Praxis kann ich auf eine Vielzahl erfolgreicher Heilungsfälle bei chronischen Krankheiten und Beschwerden verweisen, die auf herkömmlichem Wege als nicht heil- oder behandelbar galten. Damit dieses Buch übersichtlich bleibt, kann hier nur ein kleiner Teil meiner Fälle dargestellt werden. Etwa dreißig weitere Fälle habe ich in meinem vorigen Buch *Speichel, der heilende Saft* beschrieben.

Autopathie kann somit besonders auch jenen Menschen eine reale Hoffnung auf Heilung und ein erfülltes Leben geben, denen wegen lang andauernder und sogenannter unheilbarer Beschwerden jegliche Lebensperspektive fehlt.

Nachfolgend habe ich einige dieser Fälle dargestellt, nicht primär als Erfolgsbeweis der autopathischen Methode, sondern insbesondere, um anderen Betroffenen Hoffnung zu geben und konkret aufzuzeigen, wie die Anwendungsmöglichkeiten und Wirkungen bei solchen und ähnlichen Fällen sind.

Fall einer chronischen Colitis ulcerosa

Ein zu dünnes, blasses, etwa zwanzigjähriges Mädchen, nennen wir sie Christine, litt sieben Monate an häufigem wässrigem Stuhlgang, der von starken Blähungen begleitet wurde. In den vier Monaten vor ihrem Besuch war der Stuhlgang auch blutig. Im Schnitt musste sie deshalb 6x am Tag und 4x in der Nacht auf die Toilette. Sie konnte kaum mehr ihre Wohnung verlassen. Christine war dadurch sehr geschwächt und immer müde. Ihr Zustand verschlechterte sich immer weiter. Sie war schon seit vier Monaten krank geschrieben. Sie nahm zahlreiche Medikamente. Ihre Koloskopie hatte eine Darmentzündung in der Länge von ca. 40 cm gezeigt, ein weiterer Abschnitt war gerötet. Die Diagnose lautet Colitis ulcerosa. Ein Arzt, der auch Hörer meines homöopathischen Kurses war, vermutete, dass es sich auch um Morbus Crohn gehandelt haben könnte. In solchen Fällen werden die entzündeten Darmabschnitte mittels einer Operation entfernt, wodurch sich der Zustand des Patienten vorübergehend zwar bessert; aber eine dauerhafte Heilung kann damit dennoch nicht erreicht werden. Und zudem wird der Darm kürzer.

Etwa einen Monat nach der Einnahme einer homöopathischen Arznei in der Potenz 1M hatte sie eine Woche lang 39°C Fieber. Sie war unter ärztlicher Aufsicht. Einen Monat später hatte sie nur noch 2x am Tag Stuhlgang. Der Stuhl war erstmals geformt und ohne Blut. Christine sah gut aus, hatte sogar rote Backen und war auch gut gelaunt, wie schon seit Langem nicht mehr. Ihre Müdigkeit war weg. Auch die Nervosität, die sie monatelang plagte, war vergangen. Danach habe

157

ich ein Jahr lang nichts mehr von ihr gehört. Wie ich später erfahren habe, war sie die ganze Zeit beschwerdefrei.

Aber dann meldeten sich ihre Verwandten bei mir. Fast genau ein Jahr nach der letzten Kontrolle litt Christine seit einem Monat wieder an Durchfall und Blut im Stuhl. Seit 4 Tagen hatte sie Fieber von über 40°C. Der Arzt diagnostizierte Grippe und verordnete Antibiotika. Am Tag vor dem Telefonanruf bei mir hatte sie die homöopathische Arznei, die ihr vor einem Jahr so gut geholfen hatte, selbst noch einmal eingenommen. Nach weiteren drei Tagen hatte sie noch immer bis zu 40°C Fieber, ihr Stuhlgang war wieder auf 8x tagsüber und 4x nachts hochgeschnellt. Sie war sehr schwach und müde, hatte zudem starke Kopf- und Gliederschmerzen. Es war also sehr wahrscheinlich, dass die homöopathische Arznei ihre Resonanzwirkung verloren und keine Wirkung mehr hatte (Christine hatte sich in dem Jahr verändert). Außerdem war sie wegen des Fiebers und des Durchfalls so dehydriert, dass sie Infusionen im Krankenhaus bekam. Ich riet ihr, ihren Arzt darum zu bitten, sie in dieser akuten Situation in ein Krankenhaus zu überweisen.

Einen Monat nach einem nur kurzen Krankenhausaufenthalt reduzierte sich zwar die Häufigkeit der Stuhlgänge, aber es war teilweise immer noch Blut dabei. Dazu bekam Christine plötzlich eigenartige Rückenschmerzen. Ansonsten war sie zufrieden, weil alle so nett zu ihr waren wegen ihrer Krankheit. Da sich ihre Situation aufgrund der Arznei, die ihr bisher ein Jahr lang geholfen hatte, doch gebessert hatte, entschloss ich mich abzuwarten und vorerst nichts Weiteres zu unternehmen.

Doch nach einem weiteren Monat tauchten plötzlich starke neue Symptome auf: quälende, wandernde Schmerzen, die an verschiedenen Stellen auftraten – einmal im Knie, dann in der Hüfte bzw. in der Schulter oder auch im Bereich des Schlüsselbeins. Dazu bekam sie erneut Fieber. Für ihre Familie war es furchtbar mit anzusehen, wie sie leiden musste. Sie unterzog sich zahlreichen Untersuchungen bei verschiedenen Ärzten. Doch keiner konnte ihr helfen. Ihr Zustand blieb schlecht, auch wenn er zeitlich manchmal schwankte. In dieser Situation empfahl ich das autopathische Präparat aus eigenem Speichel, verdünnt mit 3 Liter Wasser in der autopathischen Flasche, also die Potenz 120 C. Sofort nach der Anwendung reduzierte sich die Häufigkeit ihrer Stuhlgänge auf zweimal täglich. In der Nacht hatte sie keinen Stuhlgang mehr. Das Fieber und die Hüftschmerzen kamen allerdings wieder. Sie bekam aber Appetit. Bei einer Untersuchung im Krankenhaus wurde festgestellt, dass Christine zu wenige rote Blutkörperchen hatte. Sie erhielt daher 3 Bluttransfusionen.

Drei Wochen nach der ersten autopathischen Anwendung war sie gut gelaunt und hatte keine wandernden Schmerzen mehr. Sie fühlte sich auch nicht mehr müde. Weitere zwei Monate später meinte sie, dass ihr Zustand zwar besser, aber noch nicht perfekt wäre. Sie nahm in der Zeit von fünfzig auf sechzig Kilo zu. Zuvor war sie krankhaft dünn. Sie setzte dann sämtliche Medikamente bis auf die Eisenpräparate ab. Sie hatte gute Laune und ihre Freundinnen sagten, dass sie ständig lacht. Sie unternahm auch die eine oder andere Reise, wozu ihr früher die Energie fehlte. Kein Stuhlgang in der Nacht, ansonsten 2x täglich, geformt. Hin und wieder spürte sie ihre Hüfte.

Fünf Monate nach der autopathischen Anwendung ergab sich folgendes Bild: Sie wog nun 66 Kilo, ihr Stuhl, einmal täglich, war fest und geformt,. Im gesamten Zeitraum nahm sie keine Medikamente. Sie hatte nur leichten Schnupfen und war sogar eine Woche Schifahren. Eine Rektoskopie blieb ohne

Befund; alles war in Ordnung. Auch eine gleichzeitig durchgeführte Blutuntersuchung ergab normale Werte.

Dann vergingen weitere acht Monate. Christine kam wieder zur Konsultation zu mir und berichtete, dass sie seit der letzten Kontrolle keinerlei Beschwerden hatte. Und obwohl sie seit ungefähr einem Jahr die Pille nahm (hormonell verhütet), litt überraschenderweise die Entwicklung ihrer Gesamtheit nicht darunter. Das ist ungewöhnlich. Denn aus homöopathischer Sicht wirkt sich die hormonelle Verhütung nicht positiv auf das Gesundheitssystem aus. Ich vereinbarte mit ihr und ihren Verwandten, dass sie sich sofort melden sollte, falls irgendwelche Probleme, auch kleinere, aufkommen sollten. Das wären dann vielleicht Vorboten eines Relapses; ein neues autopathisches Präparat könnte dann rechtzeitig angewendet werden, um ein tieferes Einsinken des Zustandes zu verhindern. Dann vergingen weitere neun Monate. Ihre Freunde berichteten, dass sie völlig gesund aussieht. Bei Christine hat also eine Dosis des autopathischen Präparates in einer nicht allzu hohen Potenz insgesamt zweiundzwanzig Monate gewirkt, wovon die Patientin zwanzig Monate in bester Gesundheit erlebte.

Ein ganz gewöhnlicher Fall

Wenzel, ein neunjähriger Junge, litt seit seiner frühen Kindheit an einem hartnäckigen Husten. Außer im Juli und Juni quält ihn der Husten das ganze Jahr. Normalerweise hatte er durchschnittlich 10x am Tag Hustenanfälle. Dabei schluckte er den Schleim hinunter. Regelmäßig weckten ihn die Husten-Attacken auch in der Nacht auf. Zweitweise war der Husten so stark, dass er im Bett bleiben und Antibiotika nehmen musste. In dem Jahr, als er zu mir kam, war das bereits zwei Mal vorgekommen. Wenzels Zustand wurde allmählich schlechter. Die letzte Krise diagnostizierte der Arzt als beginnende Lungenentzündung. Wenzel konnte 3 Wochen lang nicht in die Schule gehen und hustete weiter. Seine Mutter erzählte, dass Wenzel bereits im Alter von sechs Monaten bis zum dritten Lebensjahr an starken Kehlkopfentzündungen mit einem bellenden, würgenden Husten litt. Manchmal mussten sie deshalb zum Notarzt bringen, der ihn mit einem Spray gegen die Atemnot behandelt hatte. Als er zu mir in die Praxis kam, litt er zwar nicht mehr unter Atemnot. Aber er hustete zehn Monate im Jahr.

Manchmal verspürte er im Rücken, an den Schulterblättern und im Hals stechende Schmerzen. Er litt an Albträumen, in denen er von Dinosauriern und vom Magnetischen Mann verfolgt wurde. Auf dem Rücken und auf der Brust hat er Muttermale. Er kaute an seinen Fingernägeln. In der Aftergegend war er wund. Generell war er sehr unruhig, er hielt es auf einem Platz nicht lange aus. Er war extrem unordentlich. Seit seiner frühen Kindheit schlief er schlecht ein. Es dauerte mindestens eine halbe Stunde bis er schlief. Seine Eltern mussten ihm lange vorlesen. Noch zu seiner Geschichte: bei seiner Geburt hat sich die Nabelschnur um seinen Hals gewickelt und er bekam wenig Luft.

Zwei Monate nachdem er eine homöopathische Arznei mit der Potenz von 200 C einmalig eingenommen hatte, hörte der Husten auf und ging in einen Schnupfen über. Nach einem Monat kam der Husten wieder, allerdings in einer leichteren Form als vor der Verabreichung des Medikamentes.

Die Kontrolle 8 Monate nach Einnahme der Arznei ergab folgendes Bild: Sein Husten war über den gesamten Winter besser als zuvor, Wenzel bekam durchschnittlich nur 3x Mal am Tag einen Hustenanfall. Im Mai hörte der Husten auf, was normalerweise erst im Juni der Fall war. Er hatte keine Albträume mehr.

14 Monate nach Einnahme der Arznei: Gegen Ende des Sommers bekam Wenzel Fieber und danach kehrten Husten und der Schnupfen zurück. In der Nacht war er allerdings hustenfrei. Nach dem Besuch bei mir ein paar Wochen danach wurde ihm das autopathische Präparat aus eigenem Speichel, verdünnt mit fünf Liter Wasser, also die Potenz 200 C, verabreicht. Gleich danach kam es zur Besserung des Hustens. Eine Woche danach bekam er Fieber genauso wie sonst am Ende des Sommers (zuerst kam das letzte alte Symptom). Auch der Husten zeigte sich wieder. Sein Arzt stellte fest, dass er nun keine Bronchial-Entzündung, sondern eine Halsentzündung hatte (die Bewegung des Symptoms nach den Hering'schen Gesetzen: von innen nach außen). Die erhöhte Temperatur verging nach drei Tagen, sein Schlaf besserte sich. Husten und Schnupfen dauerten noch gut eine Woche. Nach einem Monat bekam er nur noch maximal 2x täglich einen Hustenanfall.

Die Kontrolle fünf Monate nach Verabreichung des autopathischen Präparates (im Juni) ergab, dass Wenzel für den Rest des Winters und das ganze Frühjahr gänzlich ohne Husten und anderen Beschwerden war.

Bei der Kontrolle 21 Monate nach der Anwendung des autopathischen Präparates gab Wenzels Mutter an, dass er seit der letzten Kontrolle, d.h. mehr als ein Jahr und auch im Winter, komplett husten- und schnupfenfrei war. Er hatte keine akuten Erkrankungen und Rückenschmerzen, weder Albträume noch Druckstellen. Für ihn war das der erste, fast eineinhalb Jahre dauernde Zeitabschnitt bei voller Gesundheit.

Sein bislang letzter Besuch bei mir fand im Juni 2008 statt. Bis dahin hat er einmal AP 500 (121) bei einem leichten Schnupfen eingenommen, der daraufhin gleich verschwand. Außerdem erhielt er ein AP 1M (10 Minuten unter einem gefilterten Wasserstrahl) wegen einer leichten Verschleimung im Hals, die danach auch schnell vorüberging. Akute Beschwerden, auch oberflächliche, wurden immer als ein beginnender Relaps gewertet. 17 Monate nach der Dosis 1M bekam er wieder akuten Husten und Fieber. Dabei vergaßen seine Eltern die autopathische Anwendung und gaben ihm stattdessen irgendwelche Mittel gegen Husten. Der Husten verschwand zwar, aber ein paar Tage danach bekam der damals fünfzehnjährige Wenzel Windpocken. Erst jetzt dachten sie wieder an Autopathie und sandten mir eine E-Mail. Hätten sie bereits den akuten Husten als Relaps gewertet und sofort eine autopathische Anwendung vorgenommen, wären Wenzel wahrscheinlich auch die Windpocken erspart geblieben. Ich empfahl den Eltern, das AP 1M zu wiederholen. Einige Tage danach waren die Windpocken verschwunden. Heute ist Wenzel ein gut aussehender, großgewachsener junger Mann und bereits seit sechs Jahren ein aktiver Sportler. Dank Autopathie hat er seit Jahren weder chronische noch akute Krankheiten. Vor kurzem besuchte er mich wieder, wir plauderten ein wenig, zu behandeln gab es bei ihm nichts. Solche Kontrollen habe ich am liebsten.

Vergleicht man in diesem Fall die Wirkung zwischen der gut gewählten homöopathischen Arznei, die ich zuerst eingesetzt habe, und dem autopathischen Präparat, dann hat das homöopathische Medikament eine wesentliche und ungewöhnliche Besserung im Ausmaß von ca. zwei Dritteln der Krankheitssymptome gebracht. Das autopathische Präparat konnte dann aber eine gänzliche Heilung erzielen. Für den Relaps reichte die Wiederholung des AP.

Wenzels Mutter ist sich inzwischen der radikalen gesundheitlichen Wende im Leben ihres Sohnes dank Autopathie voll bewusst. Sie ist deshalb ebenso meine Patientin wie ihre Eltern. Die gesamte Familie erfreut sich heute Dank der autopathischen Behandlung einer vorher nicht gekannten Gesundheit. Der siebzigjährige Großvater kommt sogar aus einem rund 50 Kilometer entfernten Ort mit dem Fahrrad zu mir zur Kontrolle ins Zentrum von Prag. Natürlich muss erwähnt werden, dass er früher ein bedeutender Sportler war. Aber seine Kondition hat sich gegenüber den letzten Jahren nach Anwendung der AP deutlich verbessert. Außerdem leidet er nicht mehr unter starken Kopfschmerzen, mit denen er zuvor jahrelang zu kämpfen hatte.

Ein Selbstbehandlungsfall

Autopathie ist besonders für Selbstbehandlung gut geeignet. Nach der Herausgabe meines ersten Buches *Speichel, der heilende Saft* bekam ich zahlreiche Zuschriften von Leuten, die ihre Beschwerden selbstständig entsprechend der beschriebenen autopathischen Methode heilen konnten. Einige Leser konsultierten mich zusätzlich auch persönlich und baten mich um Ratschläge aus meiner langjährigen Praxis. Alle Fälle zeigen, dass eine erfolgreiche autopathische Selbstbehandlung nicht nur bei leichten Beschwerden, sondern auch bei ernsthaften Störungen wirkungsvoll möglich ist, wie die folgende Geschichte zeigt.

Karl ist ein junger, gut aussehender Mann. Er benimmt sich natürlich, ist liebenswürdig und ausgeglichen. Sieben Jahren lang war er wegen der Diagnose Schizophrenie in Behandlung. Die Probleme tauchten erstmals nach einer toxischen Psychose auf, die durch LSD verursacht worden war. Seitdem leidet er an Wahnvorstellungen und akuten Angstzuständen und hört Stimmen. Er kann sich an seinen Normalzustand zuvor nicht mehr erinnern und denkt, er habe sich schon immer in diesem fürchterlichen Zustand befunden. Während des Aufenthaltes in einer psychiatrischen Anstalt nahmen seine Beschwerden zu. Er bekam zahlreiche Medikamente, aber ohne positive Wirkung. Drei Tage vor Beginn der Elektroschock-Therapie vergingen die Wahnvorstellungen allerdings plötzlich. Er nahm weiterhin Medikamente, nun aber in wesentlich niedrigeren Dosen. Er hatte keine Arbeit, und im letzten Halbjahr fühlte er sich wieder schlechter. Er verspürte weiterhin

Spannung im Kopf, die Zwangsgedanken und Ängste tauchten auch wieder auf. In Menschenmassen bzw. überhaupt wenn er sich unter Menschen befand, z.B. beim Arzt, geriet er manchmal in Panik. Es hatte klaustrophobische Gefühle. Als sein Hauptproblem bezeichnete er die Spannungen im Kopf. Als größte von der Krankheit verursachte Einschränkung nannte er die „mangelnde Kontrolle über seinen Geist". Außerdem war während der letzten vier Jahre dauernd seine Nase verstopft, was er als sehr unangenehm empfand. Seit seiner Kindheit litt er unter Allergien, die mit gewöhnlichen Mitteln behandelt wurden und aus denen sich vor drei Jahren Asthma entwickelte. In dieser Zeit kam auch ein andauernder Erschöpfungszustand hinzu, der ihn bis Oktober 2004 quälte, der aber Ende Oktober wieder verschwand. „Und wissen Sie warum?" fragte er, und schilderte weiter: „In dieser Zeit las ich Ihr Buch über Autopathie. Ich bereitete mir nach der Bedienungsanleitung das autopathische Präparat 30 C zu. Danach hat sich mein Gesamtzustand um Einiges gebessert." Seine Originalnotizen, die er nach den Anweisungen im Buch von Anfang der Anwendung niedergeschrieben hatte, zeigen die eindrucksvolle Entwicklung seiner autopathischen Selbsttherapie und ihrer Wirkung:

„12. Januar – Zusammenfassung meiner zweieinhalbmonatigen Behandlung (autopathischen Behandlung – Anm. J.Č.):
- Nach Anwendung des verdünnten Speichels vergingen die Müdigkeit und die Lethargie sofort, dieser Zustand dauert bis heute an.
- Meine Ängste verschwanden, jedenfalls habe ich seither keine ausgeprägten panischen Gefühle mehr verspürt. Ich kann es aber noch nicht ganz glauben, d.h. ich weiß nicht wirklich, ob es weg ist…

- Verschiedene psychische Minderwertigkeitsgefühle, die damit verbunden waren, sind ebenfalls verschwunden.
- Das Gefühl der Stabilität hat sich verstärkt, mein Wille ist viel stärker geworden.
- Meine Anbindung an die Umwelt hat sich verbessert, die Wahrnehmung des Raumes ist nicht mehr mit großer Anspannung verbunden
- Die Verflachung auf gefühls- und emotionaler Ebene, verursacht durch die Medikamente, ist geringer
- Während des Tages ist mein Nase viel freier, in der Nacht ist sie aber immer noch verstopft.
- Durch Übungen konnten sich meine verkürzten Sehnen wieder etwas dehnen.
- Ich hörte auf, *unglücklich* (hervorgehoben von J.Č.) zu sein, ich beschäftige mich nicht mehr mit dem Unglück in der Vergangenheit, ich befinde mich mehr in der Gegenwart.

Obwohl Karls zweieinhalbmonatige autopathische Selbstbehandlung nach den Anweisungen im Buch fürs erste schon so wirkungsvoll angeschlagen hatte, entschied er sich, mich persönlich für seine weitere Entwicklung und Therapie zu konsultieren. Er wollte nunmehr auch eine persönliche Anleitung und die Möglichkeit haben, seine Erfahrungen mit mir auszutauschen, Feedback zu bekommen und seinen Weg gemeinsam mit mir zu reflektieren.

Das vorliegende Buch beinhaltet sämtliche Anweisungen und Empfehlungen für eine wirkungsvolle Selbstbehandlung, die ich während meiner bisherigen jahrzehntelangen Autopathie-Praxis erworben habe. Diese sollten auch Ihnen einen radikalen Fortschritt bei Ihrer Selbstbehandlung ermöglichen.

Nachdem mich Karl nun konsultiert hatte, stellte ich fest, dass (obwohl ein sehr großer Fortschritt erreicht worden war) die Verdünnungsstufe des Speichels bei der ersten Anwendung zu niedrig gewählt worden war. Nach meinen Erfahrungen bewähren sich bei psychischen Störungen hohe Potenzen am besten. So gab ich ihm nun die autopathische Flasche, in der solche hohe Potenzen leicht zu erzeugen sind. Ich empfahl ihm nun 20 Liter Wasser (800 C) zur Verdünnung zu verwenden.

Auch dazu wieder ein Auszug aus seinen Notizen nach der Anwendung des hochpotenzierten Präparates:

Schwierigkeiten vor der Anwendung:
–   Total verstopfte Nase in der Nacht, während des Tages zu 70 Prozent frei (es verursacht ein Spannungsgefühl im vorderen Bereich des Kopfes)
–   Psychische Schwierigkeiten, die ich aber schon durch die vorige Behandlung gut im Griff hatte
–   Schwierigkeiten mit der Beweglichkeit der Füße (Sehnen).
–   Venenprobleme – Neigung zu Krampfadern
–   Leichtes Ekzem auf und um die Nase.

13. Januar 14:00 Uhr. Anwendung der Potenz 800 C.

Die zwischen 14. und 26. Februar aufgezeichneten Notizen belegten den Zuwachs an Energie insgesamt. Am 19.2. notierte er: 38,2° C Fieber, am Abend „Erbrechen". Am Tag danach: „beschwerdefrei". Am 23.2. „Es geht mir gut."

26. Februar – Auswertung:
–   Ich rauche ein bisschen (Eine am Tag…).
–   Ich spüre, dass sich mein psychischer Zustand bessert,

meine Denkweise normalisiert sich, die Fähigkeit die Realität abzuschätzen hat sich erhöht.

– Meine Nase ist freier als vor der Anwendung, in der Nacht ist sie aber noch verstopft.

– Es ist mir gelungen meine Beine wieder um ein Stückchen mehr zu dehnen, es geht langsam aber stetig besser.

– Ängste hatte ich nur einmal, vor einem Monat und da nur für ganz kurze Zeit, etwa 5 Minuten. Vor Anwendung der Autopathie bekam ich laufend Angstzustände insbesondere dort, wo man nicht weggehen kann, z.B. unter den Menschen oder in einem verschlossenen Raum wie z.B. beim Arzt oder im Amt.

Die Entwicklung weg von meinen Ängsten und Leiden hin zur Harmonie war wirklich radikal.

Fallbeispiel einer Spiralentwicklung

Obwohl sich Autopathie wie eine konstitutionelle Arznei auswirkt, die Heilung also entsprechend den Hering´schen Gesetzen verläuft, war es für mich selbst sehr interessant zu beobachten, dass sich der Heilverlauf meiner Patienten in seltenen Fällen untypisch entwickelte. Das Leben ist eben vielfältig und verläuft nicht immer nach Regeln, auch nicht nach den Hering´schen. Aber es gibt Ausnahmen, die doch wieder die Regeln bestätigen.

Eine eher robuste, dreiunddreißigjährige Frau und Mutter einer zwölfjährigen Tochter hatte Paradontose im fortgeschrittenen Stadium. Ihre Zähne wackelten und ihr gesamter Mundbereich und die Zähne schmerzten andauernd, sogar im Schlaf. Sie schlief entweder mit stark zusammengebissenen Zähnen oder klappert mit ihnen. Sie konnte sehr schlecht kauen, weil das schmerzte. Aber sie hatte überhaupt keine Karies. Mit achtzehn Jahren war sie einmal auf das Kinn gefallen. Der sechser Backenzahn hatte daraufhin gezogen werden müssen. Durch die Lücke schoben sich die Zähne auseinander. Dann fingen zuerst die unteren Zähne an zu wackeln und danach die oberen. Wegen der andauernden Entzündung wurden ihr alle Backenzähne gezogen. Im Mund verspürte sie einen unangenehmen Geschmack. Zwischen dem Zahnfleisch und den Zähnen bildeten sich eitrige Taschen. Dem ging eine Operation voraus, in der ihr das Zahnfleisch auseinandergeschnitten und gereinigt worden war. Insgesamt hatte sie schon drei Eingriffe dieser Art. Seitdem fingen ihre Zähne an zu schmerzen. So blieb es zwei Monate bis sie zu mir kam. Aber Folgendes ist noch hinzuzufügen. Nach dem letzten Eingriff versteifte sich auch ihr Kiefergelenk, ihr Gesicht schwoll an und sie konnte den Mund kaum aufmachen. Das Kiefergelenk renkte sich manchmal aus und schmerzte. Die Stomatologie zeigte, dass das Kiefergelenk in Ordnung war. Hinzu kam, dass beim letzten Eingriff Mikroorganismen entdeckt worden waren. Sie sollte deshalb zehn Tage einer Antibiotika-Therapie durch Infusion unterzogen werden. Danach war dann eine weitere Operation geplant, wo der Knochen abgeschliffen und ein Implantat aus Rinderknochen eingesetzt werden sollte. Ihr Zustand verschlechterte sich weiter während der intensiven medizinischen Behandlung. Sie litt auch an häufigen Kopfschmerzen. Ihre Augen waren lichtempfindlich und schmerzten, sie nahm lange Zeit Augentropfen. Sie benötigte mindestens 12 Stunden Schlaf, sonst fühlte sie sich dauernd müde und abgespannt. In der Vergangenheit hatte sie ein bis zwei Mal im Jahr Angina gehabt, die letzte vor einem Jahr. Auch ihre beiden Eltern litten an Paradontose.

Zuerst empfahl ich ihr eine homöopathische Arznei in der Potenz 1 M, die entsprechend der Symptomatik und ihrer psychischen Verfassung ausgewählt wurde. Gleichzeitig entschied sie sich ab sofort auf jegliche stomatologischen Eingriffe und ärztliche Interventionen zu verzichten, da sie davon überzeugt war, dass sie ihr nicht halfen. Nach sieben Wochen besserten sich allmählich ihre Kopf- Zahnfleisch- und Gelenksschmerzen, sie schlief auch nicht mehr mit zusammengebissenen Zähnen.

Vier Monate nach der Anwendung der homöopathischen Arznei hatte sie beim Beißen hin und wieder noch Schmerzen im Kiefer, aber bedeutend weniger als zuvor. In der Backenschleimhaut entwickelte sich neuerlich ein Gebilde, das schon vorher operiert worden war; das beunruhigte sie stark.

171

Sie bekam auch wieder Kopfschmerzen. Nun empfahl ich ihr, sich ein autopathisches Präparat aus eigenem Speichel mittels der Fluxdilution (in der autopathischen Flasche) aus fünf Liter Wasser (Potenz 200 C) zuzubereiten.

Die Kontrolle nach einem weiteren Monat ergab: Ihre Kopfschmerzen waren weg, ihre Zähne wackelten zwar wie bisher; aber Zähne, Kiefer und Kiefergelenk schmerzten nicht mehr. Nach wie vor hatte sie leichtes Zahnfleischbluten. Ihr Kiefergelenk war beweglich, auch beim Gähnen. Dann passierte Folgendes: Sie hatte Kontakt mit einem Hund, und das führte zu heftigen Reaktionen. Bereits früher hatte sie schon an einer leichteren Hundeallergie gelitten. Nun brannten ihre Augen und schmerzten als hätte sie Sand in den Augen (ein altes Umkehrsymptom). Sie fühlte sich, als hätte sie wie bei einer Angina einen Kloß im Hals.

Bei der Kontrolle nach weiteren drei Monaten zeigte sich, dass die Verbesserungen vom letzten Mal weiter andauerten. Ihr Zahnfleisch blutete und schmerzte nicht mehr. Ihre Augen tränten zwar weiterhin, aber schmerzten nicht mehr. Sie hatte gerade Schnupfen. Ihre Hunde-Allergie war nur noch gering ausgeprägt. Das Gebilde auf der Backenschleimhaut, das sie zuvor in Schrecken versetzt hatte, war von alleine verschwunden.

Fünf Monate nach Anwendung des autopathischen Präparates berichtete sie bei der Kontrolle: Ihre Kopfschmerzen kämen hin und wieder zurück, ihre Augen würden von Zeit zu Zeit tränen und die Zähne würden schmerzen. Ich diagnostizierte einen beginnenden Relaps, und zwar, weil die bereits abgeklungenen Beschwerden nach innen gerichtet waren und damit gegen die Richtung der Hering´schen Gesetze auftraten (Kopfschmerzen). Entsprechend empfahl ich ihr, das autopathische Präparat in der gleichen Potenz wieder anzuwenden.

Nach weiteren drei Monaten kam sie erneut zur Beratung und berichtete, dass ihre Kopf- und Zahnschmerzen sofort nach der letzten Anwendung aufgehört hätten, beide in der letzten Zeit aber wieder aufgetreten wären. Die Augen tränten leicht bei Anstrengung aber nur noch am Morgen und am Abend. Ihr Zahnfleisch blutete nicht, die Zähne und das Gelenk schmerzten ebenfalls nicht. Diesen Verlauf wertete ich es als beginnenden Relaps. Denn das tiefer gelegene Problem, der Kopfschmerz, war wieder zurückgekommen, während die Probleme auf der Peripherie noch in besserem Zustand verblieben. Ich empfahl ihr deshalb eine erneute Wiederholung des autopathischen Präparates, diesmal aber eine Verdünnung mit der doppelten Wassermenge.

Nach weiteren zwei Monaten rief sie mich an, dass sie Angina habe (ein altes Umkehrsymptom) – geschwollene Mandeln und Halsschmerzen, diesmal aber interessanterweise ohne Fieber. Sie war erschöpft, konnte aber ganz normal zur Arbeit gehen. Alle chronischen Probleme waren zurückgegangen – die Beschwerden im Kopf und in den Gelenken, die Zahnprobleme, das blutende Zahnfleisch und die ehemals tränenden Augen waren nun in Ordnung. Dabei hatte sie das autopathische Präparat, das ich ihr zuletzt empfohlen hatte, gar nicht angewendet (!), da ihre Probleme zuvor von alleine verschwunden waren! Sie war daher immer noch unter dem Einfluss der vorherigen Anwendung.

In manchen Fällen haben sich insbesondere tiefer (nicht oberflächlich) liegende Probleme mehrere Monaten nach der Anwendung und einer vorübergehenden Besserung wieder verschlechtert. Das ist nur ein temporärer Zustand, in dem der Organismus sozusagen noch einmal tief durchatmet, um dann spiralartig das gesamte System auf eine höhere Ebene der Gesundheit emporheben zu können. Es handelt sich hier um eine

Besonderheit im Heilungsprozess, den ich bei der Wirkung homöopathischer Mittel nicht beobachtet hatte, und die auch, soviel ich weiß, nirgendwo sonst beschrieben wurde. Es ist eine Abweichung von den Hering'schen Gesetzen, die sonst zuverlässige Indikatoren dafür liefern, wann das autopathische Präparat erneut anzuwenden ist. Gemäß der beschriebenen Grundregeln handelte es sich bei der Rückkehr der Kopf- und Zahnschmerzen um eine eindeutige Heilungskrise. Dasselbe gilt für die Angina, eine vorübergehende Rückkehr eines alten Umkehrsymptoms auf dem Weg durch die alten Frequenzzustände zu einem höheren Zustand der Gesundheit und des Seins auf der physischen, psychischen und feinstofflichen Ebene.

Eine Kontrolle nach weiteren dreizehn Monaten ergab folgendes Bild: Nachdem die Angina-Symptome rasch von selbst vergingen, hatte sie keine wesentlichen Beschwerden mehr. Sie fühlte sich über den gesamten Zeitraum gut und sah auch gut aus. Sie war gesund. Die letzte Dosis wirkte schon seit fast zwei Jahren.

Unser letzter Kontakt ergab, dass sie das AP zuletzt vor sieben Jahren in der Potenz 360 C wegen vorübergehenden Kopf- und Zahnschmerzen angewendet hatte. Sämtliche ihrer chronischen Beschwerden, die von der Autopathie beseitigt wurden, kamen bis zu diesem Zeitpunkt nicht mehr zurück. Sie war gänzlich in Ordnung. Sie erzählte noch, dass sie mit Freunden nun sogar auf Wandertouren geht und manchmal im Winter im Schlafsack draußen auf dem Schnee schläft.

Müdigkeitssyndrom

Eine fünfunddreißigjährige Frau litt, seit sie vor fünf Jahren ihr Kind geboren hatte, an einem Müdigkeitssyndrom. Dabei wurde die Müdigkeit immer stärker. Auch ganz einfache Tätigkeiten erschöpften sie bereits. Schon nach dem Aufstehen fühlte sie sich müde. In der Straßenbahn nickte sie ein, nach dem Mittagessen musste sie stets nach Hause um sich „hinzulegen", sonst schaffte sie es nicht durch den Tag. In ihrem Blut wurde der EB-Virus festgestellt. Sie absolvierte noch zahlreiche andere Tests, die allerdings keinen Befund ergaben. In den letzten zwei Monaten bevor sie zu mir kam, hatte sie ständig erhöhte Temperatur (zwischen 37 und 38°C). In ihrer Kindheit hatte sie häufig an Angina gelitten, bis ihr die Mandeln entfernt wurden. Ich empfahl ihr für den Beginn eine autopathische Anwendung aus sechs Litern Wasser (AP 240 C).

Die erste Kontrolle nach eineinhalb Monaten ergab: Sie war nach zwei Wochen fieberfrei und blieb es. Sie fühlte sich generell wesentlich weniger müde und schläfrig, manchmal spürte sie die Müdigkeit gar nicht mehr. Diese Verbesserung trat etwa einen Monat nach der AP-Anwendung ein. Bisher war sie sehr kälteempfindlich gewesen; entsprechend hatte sie sich immer kalt gefühlt. Nach der AP-Anwendung war ihr warm, und die Kälteempfindlichkeit war weg. Drei Tage hatte sie Husten. Insgesamt fühlte sie sich ruhiger und fröhlicher. An manchen Tagen fühlte sie sich sogar als ob sie „Bäume ausreißen könnte".

Viereinhalb Monate nach der Anwendung war sie noch immer frei von Müdigkeit. Nach zwei Monaten ging sie wieder arbeiten und war am Abend entsprechend manchmal etwas abgespannt, aber nicht mehr ungewöhnlich stark müde. Von ihrem Müdigkeitssyndrom blieb keine Spur. Kurz nach der letzten Kontrolle hatte sie eine leichte Angina (Umkehrsymptom), die sie schnell überwand. Weder die erhöhte Schläfrigkeit noch das Fieber kamen danach zurück.

Er und Sie oder Verletzung der Regeln

Ein junges Paar, Er und Sie. Während des Winters bekam sie plötzlich 4x akute Atemnot. Sie hatte dabei das bedrückende Gefühl, als ob sich ihre Lunge nicht ausreichend entfalten könnte. Sie war heiser und hustete. Dieser Zustand dauerte jeweils rund 4 Tage. Sie benutzte ein Spray, um den Krampf zu lösen. Auf dem rechten Ohr hörte sie seit einiger Zeit nicht mehr so gut. Er war sehr gesund, nur auf dem linken Daumen hatte er einen Ausschlag. Obwohl sie bereits seit einigen Jahren verheiratet waren, blieb das ersehnte Kind bislang aus.

Beiden habe ich im Juni 2004 die autopathische Anwendung in Form einer Speichel-Verdünnung mit sechs Litern Wasser empfohlen.

Die erste Kontrolle anfangs November ergab: Sie fühlte sich schnell müde und wenn sie bergauf ging, wurde sie sofort kurzatmig. Zwei Mal in der Woche musste sie nach Luft schnappen, bei Anstrengung bekam sie sofort Atemnot und wurde heiser. Sie konnte weiterhin nicht schwanger werden. Ihr Rücken schmerzte – hier handelte es sich um ein neues Symptom. Am Abend war sie immer müde. Er: Sein Ausschlag auf der Hand blieb gleich. Im September bekam er ca. 14 Tage lang Magenprobleme, die er zuvor noch nie hatte.

Der Zustand von Beiden verschlechterte sich weiter. Bei ihr trat die Atemnot häufiger als vorher auf, dazu bekam sie Rückenschmerzen, Ohrengeräusche und schwere Müdigkeit am Abend. Er war zwar generell gesund, hatte aber plötzlich auftretende Magenprobleme, was darauf hinwies, dass er weniger widerstandsfähig war als früher.

Im Kontrollgespräch mit den beiden fragte ich sie daher, wie sie das Präparat hergestellt hatten. Sie erzählten, dass sie beide zusammen im Badezimmer das AP hergestellt hatten. Sie haben zwei Waschbecken benutzt. Beide haben keinen Mundschutz getragen. Das sie bei der Herstellung miteinander gesprochen hätten, wurde von ihr verneint; aber er glaubte, sich daran erinnern zu können. So kam es zur Verletzung der Zubereitungsregeln und zur Übertragung fremder Tröpfchen in die Präparate und daher zu deren Entwertung. Mittels fremden Speichels wurde in das Präparat fremde Information übertragen, das Präparat wurde kontaminiert. Die Behandlung konnte nicht wirksam sein. Beide sanken anschließend mit der Zeit tiefer in ihre jeweilige Pathologie. Ich gab jedem eine neue autopathische Flasche mit der Empfehlung erneut ein autopathisches Präparat aus Speichel mit 6 Liter Wasser zu zubereiten, diesmal aber getrennt voneinander!

Das telefonische Kontrollgespräch eineinhalb Monate später ergab: Gleich am zweiten Tag bereiteten sie dann genau nach der Gebrauchsanweisung jeweils ihr eigenes AP zu. Bei ihr verschwand daraufhin die Atemnot, und sie hatte keinerlei Probleme mit der Atmung mehr. Der Husten war auch verschwunden. Sie fühlte sich nicht mehr müde und hatte auch keine Rückenschmerzen mehr. Bald darauf wurde sie endlich auch schwanger. Ihr Mann fühlte sich wieder gut, der Ausschlag auf seinem Daumen blieb jedoch unverändert.

Danach gab es keine weiteren Kontrollen, allerdings traf ich acht Jahre später einen nahen Verwandten des Paares. Er erzählte mir, dass es den beiden gut gehe und sie mittlerweile drei Kinder hätten.

Von der Geheilten zur Heilerin

Eine Frau, 45, von Beruf Lehrerin. Vor Jahren hatte sie unter der rechten Brust ein Basaliom (Krebsgeschwür). Es wurde chirurgisch entfernt. Danach behandelte ich sie drei Jahre lang mit Homöopathie und einige ihrer psychischen und physischen Probleme besserten sich. In der folgenden Zeit schlief sie aber schlecht und war nervös. Sie hatte viele belastende Träume, in denen sie anstrengende Tätigkeiten ausübte. Morgens war sie sehr niedergeschlagen. Auf beiden Handrücken hatte sie flache Warzen. In den Gelenken der großen Zehen hatte sie starke Schmerzen, von denen sie sogar nachts aufwacht. Oberhalb der rechten Brust hat sie eine harte Stelle bekommen, die sie ängstigt.

Ich empfahl ihr eine autopathische Anwendung aus eigenem Speichel, der mit 10 Litern Wasser in der autopathischen Flasche verdünnt werden sollte. Während der darauffolgenden neun Monate fühlte sie sich gesund. Danach kehrte aber die Müdigkeit zurück. Ich empfahl ihr daraufhin, das AP 1 M (1.000 C bzw. 25 Liter Wasser) anzuwenden. Für die hohe Verdünnung des Wassers verwendete sie einen Küchenfilter.

Unser Kontrollgespräch 3 Monate nach der Anwendung des AP 1 M war sehr erfreulich: Gleich nach der Anwendung fühlte sie sich wieder gesund. Die flachen Warzen auf den Händen, die sie schon seit vielen Jahren hatte, verschwanden gänzlich. Die harte Stelle oberhalb der rechten Brust löste sich ganz auf, was auch eine Mammographie bestätigte. Die höhere Potenz hat auch dieses Problem erreicht.

Sie besuchte seitdem meine Autopathie-Kurse und behandelt seither mit ausgezeichneten Ergebnissen ihre Familie, viele Freundinnen und deren Kinder.

Halsschmerzen

Ein junger Mann, 24, litt zehn Jahre unter starken Halsschmerzen. Sie tauchten immer wieder auf und vergehen. Im Verlauf eines Jahres hat der junge Mann insgesamt rund ein halbes Jahr Halsschmerzen. Manchmal wurden die Schmerzen so schlimm, dass er nicht einmal sprechen konnte. Zigarettenrauch im Raum verschlimmerten die Beschwerden noch. In der Kindheit hatte er oft Angina. Deshalb wurden ihm die Mandeln entfernt. Er bekam oft Antibiotika. Die Ärzte probierten viele konventionelle Heilmethoden ohne Wirkung aus. Sie kamen daher zu dem Schluss, dass seine Halsschmerzen chronisch seien und er sich wohl damit abfinden müsse.

Daraufhin kam er zu mir und wir begannen mit der autopathischen Behandlung. Zu der Zeit fing ich mit Autopathie erst an. Ich empfahl ihm die autopathische Anwendung nach der Korsakoff Methode mit einer Speichel-Verdünnung der Potenz 30 C. Nach zwei Monaten nahm ich die erste Kontrolle vor. Folgende Entwicklung hat sich ergeben: Etwa einen Monat nach der Anwendung hatte er keine Halsschmerzen mehr. Das war für Februar sehr ungewöhnlich, da er im Winter meistens Halsschmerzen hatte. Kurze Zeit später stellten sie sich auch prompt wieder ein. Sie waren mal stärker, mal schwächer. Aber insgesamt waren sie nicht mehr so stark wie zuvor. Zwei Tage hatte er auch leicht erhöhte Temperatur, er war müde und hatte Kopfschmerzen. Etwa acht Tage fühlte er sich nicht wohl. Ende März hatte er sechs Tage starke Halsschmerzen. Wir entschieden uns mit der nächsten Anwendung noch zu warten.

Die nächste Kontrolle war im Oktober; mittlerweile waren acht Monate seit der ursprünglichen Anwendung vergangen:

181

Im Mai hatte er wieder starke Halsschmerzen wie zuvor bekommen. Ich hatte ihm daher in einer telefonischen Konsultation eine neuerliche Anwendung in der Potenz 100 C (Korsakoff-Methode) empfohlen. In den darauf folgenden zwei Monaten hatte er mit mal größeren, mal leichteren Schmerzen zu kämpfen. Er hatte auch eine ernsthafte Erkrankung mit starken Schmerzen. Im August war er beschwerdefrei. Aber schon im September kamen die Halsschmerzen wieder. Er nahm ohne Beratung die homöopathische Arznei Arsenicum iodatum, die ihm nur eine kurze Erleichterung brachte. Unmittelbar – das heißt drei Tage vor unserer Kontrolle – bereitete er sich in der autopathischen Flasche aus seinem Speichel ein Präparat der Potenz 200 C (aus fünf Liter Wasser). Gleich danach vergingen die Halsschmerzen und er fühlte sich auch psychisch viel ausgeglichener.

Er blieb daraufhin drei Monate lang absolut beschwerdefrei, plötzlich aber kamen die Halsprobleme wieder zurück. Daraufhin machte er sich ein AP 1,5 M (371 aus filtriertem Wasser). Das war im Februar 2004. Der Schmerz wurde anfangs für ein paar Tage schlimmer, dann verging er und tauchte ganze zehn Monate nicht wieder auf. Er war in dieser Periode absolut gesund, ohne grippale Erkrankungen, die er sonst in dieser Zeit immer hatte. Er konnte sich gar nicht mehr erinnern, wann es ihm zuletzt gesundheitlich so gut ging. Im Dezember 2004 bekam er für zehn Tage leichte Halsschmerzen. Er bereitete sich ein hoch potenziertes Präparat 3 M (3.000 C), indem er die autopathische Flasche 30 Minuten unter den mittels Kohlefilter gereinigten Wasserstrahl in der Küche stellte. Unmittelbar nach der Anwendung gingen die Beschwerden merklich zurück. Fünf Monate später war er gesund.

Dieser Fall bestätigte erneut, dass Präparate, die mit der autopathischen Flasche hergestellt wurden, markant bessere Ergebnisse erzielten als wenn sie mit der Korsakoff-Methode erzeugt wurden (siehe *Fragen und Antworten*).

Nach der ersten Kontrolle

Ein dreizehnjähriges Mädchen litt bereits seit ihrem zweiten Lebensjahr an Ekzemen. Als ich sie zum ersten Mal sah, waren ihre Beine, die Kniekehlen, die gesamte Leistengegend und auch ihre Achselhöhlen von einem roten Ausschlag befallen, der auch eine weiße Flüssigkeit absonderte. Es bildeten sich auch Krusten. Die Intensität schwankte, aber die Symptome verschwanden nie. Zudem verursachte der Ausschlag ein sehr unangenehmes Jucken und Brennen. Seit ihrer frühen Kindheit litt sie auch an einem genitalen Ausfluss. Sie befand sich in ärztlicher Behandlung. Ihre Augen taten weh und brannten. Sie schwitzte an Händen und Füßen. Manchmal hatte sie Bauchschmerzen und litt an Blähungen. Vor zwei Jahren hatte sie Mononukleose. Mit den Schulkameradinnen hatte sie oft Konflikte; und auch mit ihrer Schwester war sie seit kurzem in Streit. Ich empfahl ihr das autopathische Präparat in der Potenz 240 C (6 Liter Wasser).

Die Kontrolle zwei Monate danach ergab folgendes Entwicklungsbild: Am ersten Tag nach der Verabreichung konnte sie lange nicht einschlafen, weil der Ausschlag stärker als zuvor juckte. Am nächsten Tag war das Ekzem noch stärker gerötet. Es kam zu einer markanten Verschlechterung. Kurz darauf verschwand der Ausschlag aber an den meisten Stellen. Er war noch in den Kniekehlen vorhanden, aber er war trocken und nässte nicht mehr. Die Heilung in Richtung „von oben nach unten" ist deutlich. Als sie nach einer Woche von einem Aufenthalt im Gebirge zurückkam, war das Ekzem überall verschwunden. Das war ein Zustand, den sie zuletzt

183

vor mehr als elf Jahren erlebt hatte. Das Schwitzen und die Blähungen wurden ebenfalls besser, der genitale Ausfluss verschwand gänzlich. Ihre Mutter berichtete mir, dass sie jetzt ungewöhnlich ausgeglichen wäre. So schnell und so positiv können junge Menschen mit einer starken Vitalkraft auf die autopathische Anwendung reagieren. Das Mädchen möchte jedenfalls künftig auch ihre chronisch kranke Freundin mit dem AP behandeln.

Autopathisches Präparat gegen akute Beschwerden

Bei einer Frau, 29, besserten sich nach der autopathischen Anwendung viele ihrer Symptome. Bei der Kontrolle neun Monate nach der letzten Autopathie-Anwendung stellte ich bei ihr aber leichte Relapssymptome fest. Ich empfahl ihr daher eine höhere Potenz und eine neue autopathische Flasche zu verwenden. Das war im September. Im Dezember rief sie mich am Abend verzweifelt und weinend an und sagte, dass es ihr noch nie zuvor in ihrem Leben so schlecht wie derzeit gegangen wäre. Sie leide an dauernder Übelkeit und Kopfschmerzen, sie sei erschöpft und habe 39°C Fieber. Außerdem habe sie große Ängste. Anders als bei der letzten Kontrolle besprochen, hatte sie das Präparat nicht mehr angewendet und befand sich folglich schon seit einem Vierteljahr in der Relapsphase. Ich riet ihr, die damals vereinbarte autopathische Anwendung so rasch wie möglich nachzuholen. Bereits eine halbe Stunde nach der Anwendung spürte sie eine psychische Erleichterung, eine Stunde später reduzierte sich ihr Fieber und am nächsten Morgen hatte sie nur noch 37,5°C. Am darauffolgenden Tag war sie gesund. Nach der Beseitigung dieses akuten Zustandes verschwanden innerhalb der nächsten Monate auch ihre restlichen chronischen Disharmonien.

Ein erst 20 Monate alter Junge wurde schon seit seinem ersten Lebensmonat erfolgreich und ausschließlich autopathisch behandelt. Sieben Monate nach Anwendung des letzten AP wurde er zur Mittagszeit plötzlich matt und bekam 38,2°C Fieber.

185

Bis zum Abend stieg sein Fieber auf 39,6°C, sein Atem war beschleunigt. Noch nie zuvor war er in einem solchen Zustand. Es wurde als Relaps gewertet. Seine besorgte Mutter gab ihm ein fiebersenkendes Mittel (Paracetamol), mit dem das Fieber nur auf 39,2°C zurückging. Am Abend verabreichte sie ihm dann das AP, das sie 15 Minuten lang mit filtriertem Wasser verdünnte – den ersten Liter verdünnte sie mit destilliertem Wasser. In der darauffolgenden Nacht stieg die Temperatur dann sogar kurz auf 40°C, morgens hatte er noch 39°C Fieber, war aber sonst ganz munter und benahm sich vollkommen normal. Seine Mattigkeit und der beschleunigte Atem verschwanden. Um 13:00 Uhr hatte er noch 39°C, vor dem Mittagsschlaf bekam er noch das fiebersenkende Mittel. Nach dem Schlaf zwei Stunden später war die Temperatur auf 37,3°C gesunken. In den darauffolgenden zwei Tagen hatte er keine erhöhte Temperatur mehr. Seine bedrohlich anmutende Fieber-Krise verschwand also in weniger als 24 Stunden nach der autopathischen Anwendung.

Spät abends riefen mich die Eltern eines *dreizehnjährigen Jungen* an. Er hatte seit rund 24 Stunden 39°C Fieber, Kopfschmerzen und war müde. Nach einer Aspirintablette legte er sich ins Bett. Danach hatte er nur noch 37,7°C, aber er fühlte sich immer noch sehr schlecht. Da die Familie noch eine neue autopathische Flasche zu Hause hatte, empfahl ich sofort ein AP mit 5 Litern Wasser aus ihrem Brunnen zuzubereiten. Am zweiten Tag hatte er nach dem Aufwachen wieder 39,3°C, bis 13:00 Uhr ging das Fieber aber auf 38,9°C zurück. Er hatte aber schon seit dem Morgen keine Kopfschmerzen mehr, war nicht mehr müde, benahm sich normal und klagte nicht. Nur am Morgen hatte er ein kurzes Aufkommen von Halsschmerzen gespürt. Um 17:00 Uhr hatte er 37,7°C und eine Stunde später

38,1°C. Nach 20:00 Uhr waren Fieber- und alle Beschwerden verschwunden. Am nächsten Tag war er wieder ganz gesund.

Bei einer ganzen Reihe von Fällen mit akuten Fiebererkrankungen vergingen die Beschwerden innerhalb von 24 Stunden nach der autopathischen Anwendung entweder völlig oder zumindest deutlich. In der letzten Zeit empfehle ich in solchen Situationen immer das Abkochen des Speichels – siehe dazu Kapitel *Autopathische Detoxikation.*

Bei der autopathischen Behandlung muss unterschieden werden, ob die auftretenden Symptome auf ein akutes Problem zurückzuführen sind oder ob es sich um eine akute Verschlechterung eines chronischen Zustandes handelt. Dementsprechend ist das Vorgehen anzupassen. Dabei kann (sollte) auch eine ärztliche Beurteilung in Betracht gezogen werden.

Fallbeispiele aus der Autopathie-Konferenz

Am 31. Januar 2009 habe ich in Prag die 1. Autopathie-Konferenz abgehalten. Seitdem findet diese Veranstaltung jedes Jahr statt. Bei der ersten Konferenz nahmen rund 80 Personen teil, die Autopathie praktizierten. Zwanzig davon berichteten über ihre persönlichen Erfahrungen und stellten ihre Fälle aus der Praxis vor. Einige davon können unter www.autopathie.de nachgelesen und heruntergeladen werden.

Fallbeispiel von Zuzana Vitova:
„Ein 76 jähriger Mann bezieht seit seinem vierzigsten Lebensjahr nach einer Kopfverletzung Invalidenrente. Er atmete mühsam, war chronisch müde, litt an Angina Pectoris und im Herbst 2007 wurde bei ihm auch Morbus Alzheimer festgestellt. Während des Jahres 2007 verlor der Patient laufend an Gewicht, sein Blick wurde abwesend, er starrte auf die Wand und behauptete, dass er fernsieht. Er erkannte seine erwachsenen Kinder nicht mehr und dachte, dass in seiner Wohnung viele fremde Menschen wohnten. Er war außerdem überzeugt, dass er drei Ehefrauen hätte. Am Abend schlief er stets mühelos ein, aber nach Mitternacht wachte er plötzlich auf und wollte nach Hause gehen. Einst ein Mann, der vier Sprachen beherrschte, viele Bücher las und viele Interessen hatte, nahm nun nicht einmal seine Umgebung mehr wahr. Seine IQ Tests fielen entsprechend schlecht aus.
    Da seine ältere Schwester an Alzheimer verstorben war,

wusste die Ehefrau, was ihm (und damit auch ihr) bevorstand und war verzweifelt. /.../ Ich schlug ihr also vor, dass sie es mit Autopathie versuchen sollte. Sie glaubte zwar, dass das nichts bringen würde; aber sie dachte, dass es dadurch auch nicht schlechter werden könne. Ab März verabreichte sie ihrem Mann daher das autopathische Präparat mit 1 Liter Wasser einmal pro Woche. /.../ Schon in der ersten Nacht schlief er durch. Während der nächsten Tage wurde sein Blick lebendiger und er fing wieder an, sich für die Geschehnisse um ihn herum zu interessieren. Er begann auch, wieder Bücher zu lesen, wurde aber rasch müde. Nach 4 Wochen verbesserte sich seine gesamte Vitalität. Er bekam Stöcke fürs Nordic Walking und fing an, gemeinsam mit seiner Frau regelmäßig spazieren zu gehen. Die Wege wurden länger bis sie es auf einen sechs Kilometer langen Spaziergang brachten, den sie nun täglich unternehmen. Er aß besser und schaute insgesamt gesünder aus. Drei Monate nach Behandlungsbeginn kam es zu einer Verschlechterung – aber nur für zwei Tage. Er war wieder verwirrt und wusste nicht, wo er sich befand. Außerdem hatte er Probleme mit dem Herz und dem Kopf, was auch auf seine starke Wetterempfindlichkeit zurückgeführt werden konnte. Gleichzeitig wurden im Juni – also nach dreimonatiger autopathischer Therapie – die Verbesserung seines EKGs und anderer Laborergebnisse ärztlich bestätigt. Auch seine IQ Tests verbesserten sich. Schlaf- und Beruhigungsmittel musste er auch keine mehr einnehmen. Er löste wieder Kreuzworträtsel und interessierte sich für das Geschehen um ihn herum.

Der Patient hat dann selbst mit der autopathischen Potenz experimentiert und fand heraus, dass die Potenz aus vier Litern für ihn am besten ist. Er bekam eine neue autopathische Flasche.

Im Juli kam es erneut zu einer Verschlechterung, die fast einen Monat dauerte. Dann fanden wir heraus, dass der Patient eine alte autopathische Flasche verwendete. Sofort nachdem er eine neue Flasche in Verwendung hatte, schilderte er mir, dass er das Gefühl hätte, dass sich vor ihm ein dunkler Vorhang öffnete und er wieder in die farbige Welt der Realität einträte. Seit dem hat er immer eine neue Flasche auf Lager." (Anm. J. C.: *Anleitung: Die empfohlene Verwendungsdauer der AP von drei Monaten niemals überschreiten, die Wirkung des AP kann sich danach stark reduzieren. Es gab mehrere solche Fälle.*) „Nach zehn Anwendungs-Monaten unternahm der Patient mit seiner Frau lange Spaziergänge, seine IQ Tests hatten sich markant verbessert, er löste Kreuzworträtsel, las wieder Bücher, schaute sich TV-Serien an und führte das Leben eines zufriedenen Rentners."

Auf der 3. Autopathie-Konferenz im Jahr 2011 hat Fr. Vitova über diesen Fall neuerlich berichtet: Der Patient wendete damals Autopathie schon seit mehr als 3 Jahren an und stellte sein Präparat aus eigenem Brunnenwasser ein- bis zweimal pro Monat her. Dabei ließ er das Wasser je Anwendung 10 Minuten durch die Flasche fließen. Er befreite sich dadurch Schritt für Schritt von physischen Beschwerden, unter denen er früher litt, wie Herzrhythmusstörungen, Magengeschwüren und Verdauungsbeschwerden. Er war zu dieser Zeit 78 Jahre alt.

Einen weiteren Behandlungsfall präsentierte Lenka Schwarzova den Konferenzteilnehmern:
„Es handelt sich um eine Frau, geboren im Jahr 1981. Ihrer Geschichte begann am 13.11.2001. /.../ In den Nachmittagsstunden hatte sie einem Kreislaufkollaps (die ärztliche Aufzeichnung fehlt). Von den Ärzten bekam sie angeblich eine nicht passende Arznei und sie fiel ins Koma./.../Bis zum 16.11. befand sie sich im tiefen Koma..." Seitdem saß sie „7 Jahre im Rollstuhl; sie brauchte ständige Pflege. Ihr Gesicht

war verzogen. Sie sprach nicht, machte nur Geräusche. Alleine essen konnte sie auch nicht, sie konnte lediglich die Finger ein bisschen bewegen, daher kommunizierte sie mit Hilfe des Computers.

Am 13.5.2008 bekam sie ihr erstes autopathisches Präparat 360 C. In der ersten Woche war sie überempfindlich, in der darauffolgenden Woche hatte sie den ganzen Tag starke Krämpfe, die nach zwei Tagen schwächer wurden. Am 26.5. lockerten sich ihre Muskeln, die Beweglichkeit des Rückens und der Zunge besserte sich. Am 29.5. bekam sie starke Halsschmerzen. Die folgenden 12 Tage passierte nichts. Am 15.6. verspürte sie eine markante Muskelentspannung und ihre Rückenschmerzen hörten auf. Am 16.6. merkte die Familie, dass sich die Motorik der Finger der rechten Hand verbesserte, sie konnte kleine Kugeln zwischen ihren Fingern verschieben. Am 9.7. bekam sie ihr zweites AP 480 C. Danach hatte sie eine Woche lang starke Krämpfe, war müde und traurig. In der darauffolgenden Woche trat eine Besserung der Fingermotorik und der Beweglichkeit beider Hände ein, außerdem lockerte sich ihre Hüfte. Die Motorik des linken Beins wurde ebenfalls besser, sie kann nach Jahren erstmals ihre Fußsohle wieder ausstrecken. Am 2.8. besserte sich ihre Stabilität, sie versuchte sich und ihren Hals aufzurichten! Die Fingerbeweglichkeit an beiden Händen wurde immer besser. Am 23.8. waren sich alle einig, dass man sie wieder besser verstehen konnte. Am 28.8. fühlte sie sich ausgezeichnet, fast euphorisch, und vermittelte das Gefühl, dass sie alles schafft, und war aktiv. Am 16.9. wurde ihr das dritte AP in der Potenz 600 C verabreicht. Daraufhin bekam sie Rücken- und Gelenksschmerzen, manchmal auch Krämpfe. Das Sprechen verbesserte sich weiter. Am 15.11. wurde das gleiche AP 600 C nochmals verabreicht – Schwindel und Krämpfe traten auf, sie bekam Akupunktur.

Am 8.12. konnte sie erstmals zusammenhängend eine viertel Stunde lang und ohne außer Atem zu geraten sprechen (sie hat vorher seit 7 Jahren nicht gesprochen). Am 24.12. sprach sie schon gut und sang sogar Weihnachtslieder. Am 28.12. bekam sie Rückenschmerzen und Gleichgewichtsstörungen, die sie vor vier bis fünf Jahren hatte. Januar 2009 – sie sprach bereits deutlich und machte ausgeprägte Bewegungen mit den unteren Gliedmaßen. Sie fing mit Logopädie an! Heute kann sie wieder fließend sprechen und singen, bewegt Beine und Hände und isst selbst. Der Krampf im Gesicht hat sich gelockert, sie sieht besser aus." /.../ „Ich freue mich auch über ihre kleinsten Verbesserungen und Fortschritte die während des letzten Halbjahres eingetreten sind. Das alles verdanken wir der Autopathie. Ohne sie würde sie heute nicht sprechen, singen, die Arme und Beine bewegen und allein essen können."

Mehr Fallbeispiele und Anwendungsberichte finden sie online auf www.autopathie.de zum Nachlesen. Viele der Autoren haben meine Kurse besucht und/oder meine Autopathiebücher gelesen: die tschechische Originalausgabe dieses Buches und das Buch *Speichel, der heilende Saft*. Ihre Erfahrungen zeigen, dass es gar nicht notwendig ist, so krank zu sein.

Kurzgefasste Fallbeschreibungen

Folgende Fallbeschreibungen habe ich in Kurzform abgefasst. Überall, wo keine expliziten Angaben über Ausgangsmaterial und Herstellung des autopathischen Präparates gemacht werden, wurde nicht abgekochter Speichel in der autopathischen Flasche potenziert.

Eine 43-jährige Frau litt seit ihrer Kindheit an einem Ekzem, das in ihrer Jugend sehr stark ausgeprägt war. Bei ihrem Besuch war es nur mäßig ausgeprägt. Sie hatte chronische Verstopfung. Vor der Regel bekam sie immer Kopfschmerzen. Empfehlung: AP 5 Liter. Bereits bei der ersten Kontrolle war sie frei von den üblichen Kopfschmerzen vor der Menstruation und ihre chronische Verstopfung war abgeklungen. Bei der zweiten Kontrolle hatte sie außer einem leichten Ekzem keinerlei Beschwerden. Als ihr Mann einige Zeit danach zu mir zur Besprechung kam, berichtete er mir erfreut, dass seine Frau nun ganz ohne Beschwerden sei.

Ein Bekannter, der schon seit längerer Zeit in einem buddhistischen Kloster auf Sri Lanka lebt und mich als Homöopathen kennt und auch über meine neue autopathische Methode weiß, bat mich um Zusendung einiger autopathischer Flaschen. Er wollte sie seinem Lehrer geben, ein *Mönch*, der in der Suche nach Weisheit s*ehr weit fortgeschrittenen* war. Dieser litt an hartnäckigen Kopfschmerzen, seitdem er seine Malaria-Erkrankung mit Chinin kuriert hatte. Ein Jahr danach erreichte mich die Nachricht, dass die autopathische Anwendung dem Mönch „sehr geholfen" hätte. Damit war die „Kundika" in Form meiner autopathischen Flasche wieder dorthin zurückgekehrt, wo sie einst erfunden worden war.

Ein 33-jähriger Mann schlief seit zwei Monaten schlecht. Er wachte oft auf und kam daher insgesamt auf nur 3-4 Stunden Schlaf pro Nacht. Manchmal nahm er Schlaftabletten. Dann machten ihm Konzentrationsstörungen zu schaffen. Er war tagsüber stets müde. Nach Anwendung des AP aus 9 Litern hatte sich sein Schlaf normalisiert. Im ersten Monat nach der Anwendung wurde er nur einmal wegen des Straßenlärms in der Nacht wach. Danach verschwanden auch seine Müdigkeit und die Konzentrationsschwierigkeiten.

Eine 40-jährige Frau mit gestörter Schilddrüsenfunktion. Ihre Testergebnisse lagen mit einem Wert von bis zu 8,45 weit über der oberen Normgrenze von 4,6. Außerdem hatte sie einige andere nicht allzu ernste psychische und physische Beschwerden. Sie war mit ihrem Leben unzufrieden. Anfangs wurde sie homöopathisch behandelt. Eines Nachts träumte sie, sie hätte meine Frau getroffen und sie gebeten, ihr eine autopathische Flasche zu geben. So geschah es dann auch. Zu Beginn wandte sie eine Dosis an, die mit 10 Litern verdünnt war. Darauffolgende Labortests zeigten eine deutliche Reduktion ihres Schilddrüsenwertes auf zuerst 6,07 und dann auf 5,5 in Richtung normal. Sie fühlte sich auch psychisch und physisch viel besser. Danach folgte aber ein Relaps und ihr Wert stieg erneut auf etwa 8,0. Nach Anwendung eines aus 20 Liter Wasser (800 C) potenzierten autopathischen Präparates ging ihr Schilddrüsenwert auf 4,2 zurück – was der Norm entsprach. In weiterer Folge sank ihr Wert sogar auf optimale 3,28. Sie litt an keiner Verstopfung mehr, fühlte sich auch psychisch gut und der

Druck in der Gallengegend, den sie lange Zeit verspürt hatte, verging ebenfalls.

Eine 41-jährige Frau aus Deutschland, wo sie homöopathisch behandelt worden war, litt seit jeher unter andauernden Ängsten, depressiven Verstimmungen und Traurigkeit. Sie sah alles schwarz und alles war schlecht. Sie fühlte ein andauerndes Brennen im Magen. Autopathisches Präparat 80 C. Bei der ersten Kontrolle nach vier Monaten fühlte sie sich viel besser, d.h. um ca. 40%. Die Besserung schritt weiter fort. Nur einmal, kurz nach der Anwendung fühlte sie sich wie vor fünfzehn Jahren, als ihre Ängste am schlimmsten waren (ein altes Umkehrsymptom). Heute ist sie sehr zufrieden.

Eine 30-jährige Frau, im zweiten Monat schwanger, wurde von ständiger Übelkeit geplagt und musste sich mehrmals am Tag übergeben. Ähnliche Beschwerden hatte sie auch während ihrer letzten Schwangerschaft vor siebzehn Jahren gehabt. Autopathisches Präparat 6 Liter. Das Erbrechen und die Übelkeit hörten sofort auf, kurz danach kam bei ihr eine weinerliche Stimmung auf, ein altes, bzw. ein Umkehrsymptom, an dem sie früher von Zeit zu Zeit gelitten hatte. Beim Autofahren war ihr wie in ihrer Kindheit häufig ein bisschen übel (wieder ein Umkehrsymptom). Beides verging bald. Sie bekam ein vollkommen gesundes Kind. Bei der letzten Kontrolle war es bereits 7 Monate alt. Die junge Mutter berichtete erfreut, dass es kaum krank ist im Gegensatz zu ihrem älteren Kind (17), das in dieser Hinsicht viel problematischer war. Ihre eigene Gesundheit sei ebenfalls sehr gut.

Bei einem *ca. 30- jähriger Mann* war Sarkoidose diagnostiziert worden, eine chronische und unheilbare Krankheit, die tödlich enden kann. Nach Anwendung des AP 6 Liter fühlt er sich sofort viel besser. Die Tests, die danach mehrmals wiederholt wurden, ergaben keinen pathologischen Befund mehr. Die Knoten auf der Lunge und in der Haut verschwanden. Sämtliche Bluttests waren auch in Ordnung. Bis heute gibt es keine Anzeichen, die die ursprüngliche Diagnose erneut bestätigen würden.

Ein 4-jähriger Junge litt mindestens eine Woche pro Monat das gesamte Jahr über unter starkem Husten. Allergiespezialisten diagnostizierten allergisches Asthma. Autopathisches Präparat 6 Liter. Bei der Kontrolle nach 6 Monaten im Dezember hatte er seit mehreren Monaten praktisch keine Beschwerden. Er hustete auch nicht mehr. Vor kurzem wurde auch ärztlich bestätigt: kein allergisches Asthma.

Eine 50-jährige Frau litt unter Beklommenheit, Ängsten, Traurigkeit und Schlaflosigkeit. Sie wurde in der Nacht oft wach. Sie schlief maximal bis 3 Uhr morgens, wachte dann auf und kannte nicht mehr einschlafen. Autopathisches Präparat 80 C. Die Kontrolle nach zweieinhalb Monaten ergab: Die Beklommenheit war vergangen, die Traurigkeit auch und sie schlief ausgezeichnet.

Eine andere 50-jährige Frau hatte seit zehn Jahren eine verstopfte Nase und konnte daher nur durch den Mund atmen. Sie verwendete zahlreiche Nasentropfen, konnte damit ihre Nase aber nicht ganz frei bekommen. Sie schlief entsprechend schlecht. Ihre Augen tränten stark. Ihre Schilddrüse funktionierte laut Test nur zu 15%, hatte Knoten und war geschwollen und vergrößert. Sie nahm künstliche Hormone. Mittels CT wurde eine Zyste in der linken Niere festgestellt. Sie hatte

Schmerzen in den Handgelenken. Autopathisches Präparat 6 Liter. Drei Wochen nach der Anwendung machten sich kurz ihre Nieren schmerzlich bemerkbar. Danach hörten ihre Augen auf zu tränen, die Gelenke schmerzten nicht mehr. Ihre Nase war aber immer noch nicht frei. Ich riet ihr, die Nasentropfen ein paar Tage nicht zu verwenden. Zwei Tage nachdem sie die Tropfen abgesetzt hatte, war die Nase frei. Ein halbes Jahr nach der Anwendung ergab eine Kontrolle, dass sich ihre Schilddrüse auf eine normale Größe verkleinert hatte, und die Knoten waren nicht mehr feststellbar. Bluttests ergaben dazu eine 100%-ige Schilddrüsenfunktion. Ihre Nase war immer noch frei. Sie wiederholte das AP noch 2x: zuerst 1,5 M und danach 1 M. Seit mehreren Jahren fühlt sie sich gut und nimmt weder Medikamente noch Hormone.

Eine 24-jährige Frau kam zu mir wegen einer kleinen Beule hinter dem Ohr und weil sie weniger eifersüchtig sein wollte. Mehr sagte sie bei der ersten Besprechung nicht dazu. Autopathisches Präparat 6 Liter. Bei der Kontrolle nach drei Monaten erzählte sie über viele positive Änderungen bei Beschwerden, die sie beim ersten Treffen gar nicht erwähnte. Ihr Ohr war beispielsweise eineinhalb Jahre verstopft, dadurch hörte sie schlechter – das ist zur Gänze vergangen. Sie litt seit jeher unter starken Menstruationsschmerzen und nahm dagegen Medikamente. Die letzten zwei Regelblutungen waren absolut schmerzfrei. Ihre häufigen Bauchschmerzen, die sie auch außerhalb der Regelblutungen hatte, waren vergangen. Sie hatte nun auch viel mehr Energie. Sie hatte keine Schlafstörungen mehr und war auch nicht mehr so eifersüchtig. Die kleine Beule hinter ihrem Ohr blieb allerdings unverändert. Auch eineinhalb Jahre nach der Anwendung des AP waren die positiven Veränderungen weiter stabil und sie hatte sich auch in der Kommunikation mit den Leuten verbessert. Ob die Beule hinter dem Ohr noch da ist, hat sie mir nicht erzählt.

Eine 23-jährige Frau hatte ein 85 x 100 mm großes Myom. Ihr Frauenarzt bestand darauf, es operativ zu entfernen. Zusätzlich hatte sie einen chronischen Vaginalausfluss, der durch eine Candida-Infektion verursacht worden war. Sie nahm die Pille. Autopathisches Präparat 6 Liter. Die Kontrolle nach drei Monaten ergab: Das Myom hatte sich nach der Diagnose ihres Gynäkologen stark verkleinert und war nur noch 55 x 65 mm groß. Sie fühlte sich auch insgesamt deutlich besser. Ihr Arzt empfahl nun keine Operation mehr. Gleich nach der Anwendung des Präparates hörte auch ihr Vaginalausfluss auf.

Ein 57-jähriger Mann mit Bluthochdruck bis zu 180/95 trotz entsprechender Medikamenteneinnahme. Die linke Herzkammer war vergrößert. Auch dagegen nahm er Medikamente. Manchmal verspürte er Herzrhythmusstörungen und hatte einen pfeifenden Atem. Sein Cholesterinwert war erhöht. Sein Zustand verschlechterte sich zunehmend. Autopathisches Präparat 3 Liter. Die Kontrolle nach fünf Monaten ergab: Seine Atembeschwerden waren gänzlich vergangen, die Herzrhythmusstörungen auch, sein Cholesterinwert war gesunken und sein Arzt diagnostizierte, dass sein Herz im besserem Zustand sei. Sein Blutdruck pendelte sich dauerhaft auf durchschnittliche 135/75 ein und lag damit praktisch in der Norm. Er konnte nicht recht glauben, dass alle diese positiven Veränderungen allein durch die Behandlung mit potenziertem Speichel gekommen sein sollten. Aber er fand keine andere Erklärung dafür. Schließlich traten alle Verbesserungen erst nach der Anwendung von AP ein. Ein weiterer Kontrolltermin wurde festgelegt.

Ein Universitätsstudent – hoch gewachsen, ein Sportler, der schon seit Jahren homöopathisch behandelt wurde, klagte über einen tief sitzenden bronchialen Hustenreiz. Er hustete im Schnitt einmal pro Stunde. Eine Spirometrie hatte keine Auffälligkeiten gezeigt, seine Lungenkapazität war doppelt so groß wie die Norm. Er litt an häufigen Bauchschmerzen und fand in seinem Stuhl Madenwürmer. Seine Stirnhöhlen waren permanent verstopft und seine Stirn schmerzte regelmäßig am Morgen. Er hatte auch Schnupfen. Beim Aufenthalt in der Kälte bekam er sofort Halsschmerzen. Autopathisches Präparat mit filtriertem Wasser 30 Minuten lang potenziert (3M). Kontrolle in 4 Monaten: Der Husten linderte sich kurz nach der Anwendung, dann verschwand er gänzlich. Im Stuhl waren keine Madenwürmer mehr festzustellen und er war frei von Bauchschmerzen. Sein Schlaf besserte sich – er schlief innerhalb von wenigen Minuten ein und hatte keine Träume. Psychisch fühlte er sich eindeutig besser, er konnte auch mit dem Prüfungsstress besser umgehen und hatte keine Prüfungsangst mehr.

Eine 68-jährige Frau litt seit ca. einem Jahr an Schuppenflechte an ihren Extremitäten, zuletzt auch im Gesicht. 19 Jahre zuvor hatte sie das schon einmal gehabt, damals war sie erfolgreich mit Homöopathie behandelt worden. Diesmal hatte sie zahlreiche Medikamente und Cortison genommen. Autopathisches Präparat 1,5 Liter. Die Kontrolle nach zwei Monaten ergab: Zuerst trat eine Verschlimmerung der Schuppenflechte ein, vor allem rund um die Augen (homöopathische Verschlechterung), danach verschwand sie aber vom Gesicht und den Händen. Auf den Beinen blieben ein paar leicht befallene Stellen zurück, die aber von Woche zu Woche in Richtung nach unten zurückgingen. Sie war sehr glücklich.

Eine 27-jährige Frau, die schon seit Jahren autopathisch behandelt wurde. Vor fünf Monaten wandte sie zuletzt die Potenz 1 M (zehn Minuten unter dem Filter) an, danach war sie relativ gesund. Sie rief mich an, weil sie schon seit zwei Tagen 39,1°C Fieber hatte. Sie hatte eine Brustentzündung (Mastitis), die eiterte und sehr schmerzhaft war, als sie gerade mit dem Stillen aufhörte. Sie fühlte sich plötzlich auch psychisch schlecht und weinte häufig ohne Grund. Ich empfahl ihr ein autopathisches Präparat, 5 Minuten unter dem Filter, auf das sechste Chakra auf der Stirn aufzutragen. Sie applizierte es noch am selben Tag zu Mittag, um 18 Uhr war die Temperatur auf 37,2°C gesunken, sie fühlte sich viel besser und ihre Traurigkeit wurde von Fröhlichkeit abgelöst. Am nächsten Tag war sie fieber- und beschwerdefrei. Während der folgenden zwei Monate verbesserte sich ihre Gesundheit weiter, sie hatte schließlich keinerlei Probleme mehr.

Eine 50-jährige Frau wurde bereits seit mehreren Jahren mit ausgezeichnetem Erfolg autopathisch behandelt. Nach einem Schiunfall befand sie sich seit ca. einem Monat in einem Relaps. Sie hatte ständige Kopfschmerzen, schlief schlecht und fühlte sich generell miserabel. Autopathisches Präparat 10 Minuten lang mit filtriertem Wasser verdünnt, danach Anwendung auf das sechste Chakra. Innerhalb von vierzehn Tagen normalisierte sich ihr Zustand und sie fühlte sich wieder kerngesund. Dieser Zustand hält bis heute an. Ihre Kniebandverletzung, die sie sich bei einem Schiunfall zugezogen hatte, heilte sehr gut aus.

Eine 27-jährige Frau hatte seit ihrem 14. Lebensjahr rheumatische Arthritis. Sie war gekrümmt, musste Bandagen tragen und litt an starken Gelenksschmerzen, die sie am Schlafen hinderten. Ihre Knie waren stark angeschwollen. In der letzten Zeit hatten sich auch ihre Sehnen in den Händen stark verkürzt, weshalb sie schon mehrmals operiert worden war. Doch ihr Zustand verschlechterte sich weiter. Sie hatte Schwierigkeiten beim Aufstehen und Niedersetzen. Sie nahm schon seit langer Zeit Cortison-haltige Präparate und immunsuppressive Medikamente. Autopathisches Präparat 2 Liter (80 C). Die Kontrolle in eineinhalb Monaten ergab: zuerst verschlechterten sich die Gelenksschmerzen und ihre Knie schwollen noch stärker an, danach ging die Schwellung wieder in den vorigen Ausgangszustand zurück. Nur die Sehnen-Verkürzung in der Hand blieb erstmals stabil. Empfohlen wurde das autopathische Präparat aus zwei Litern weiterhin einmal wöchentlich anzuwenden, und dieses auf das sechste Chakra auf der Stirn aufzutragen. Die Kontrolle nach sechs Wochen ergab: Ihr Zustand hatte eine entscheidende Wende genommen. Sie fühlte sich richtig gut. In der Nacht weckten sie die Schmerzen nicht mehr auf. Das Gefühl, dass sich ihre Sehnen verkürzten, war verschwunden. Sie fühlte sich insgesamt, wie sie sagte, „um die Hälfte besser". Sie sollte weiterhin mit der Dosis aus 2 Litern weitermachen, aber mit einer neuen Flasche. Einen Monat später wurde die Besserung noch deutlicher. Diese positive Veränderung ihres Gesundheitszustandes und ihres gesamten Lebensgefühls fand in nur wenigen Wochen statt. Bei ihr war die wiederholte Applikation des AP auf der Stirn wirkungsvoll, während die orale Anwendung keine markante Verbesserung brachte.

Eine 35-jährige Frau, kam vor drei Jahren mit zahlreichen Beschwerden und einer ebenso langen wie vielfältigen Krankheitsgeschichte zu mir. Ihr größtes Problem war aber ihre ständige Müdigkeit. Besonders nach dem Essen war sie deshalb nicht in der Lage, irgendetwas zu tun. Sie fühlte sich, als ob sie eine starke Grippe hätte. Sie litt sehr häufig an Angina (bisher ca. sechzig Mal), hatte wiederholte Blasenentzündungen und eine chronisch gereizte Blase mit Harndrang, Ausfluss aus der Scheide mit Juckreiz, häufige Schwindelanfälle, beschleunigter Puls – 90/min., Nieren-, Leber- und Gallenschmerzen. Nach drei Jahren und drei Anwendungen autopatischer Präparate mit aufsteigender Potenz, zuletzt 2 M, besserte sich ihr Zustand. Ihre Müdigkeit trat nach wie vor in unterschiedlicher Stärke auf. Nachdem ihre Beschwerden zum Teil wieder zurückkamen und die bisherigen autopathischen Anwendungen nur eine vorübergehende Linderung gebracht hatten, wurde ihr die Anwendung aus 2 Litern einmal pro Woche einen Monat lang empfohlen. Viele ihrer Beschwerden besserten sich, vor allem die tiefer gelegenen: der Puls und die Schmerzen in der Nieren- und Lebergegend. Die Müdigkeit blieb aber unverändert. Neuerliche Empfehlung: AP aus 3 l, einmal pro Woche, Applikation auf das sechste Chakra.

Eineinhalb Monaten später: Auch die Blasenbeschwerden waren nun verschwunden und zum ersten Mal seit Beginn der Behandlung war sie nun auch nicht mehr müde. Sie fühlte sich gesund, wahrscheinlich erstmals seit ihrer Kindheit.

Eine über 30-jährige Frau litt seit ihrer frühen Kindheit an einem starken atopischen Ekzem. Dreißig Jahre lang nahm sie gängige Medikamente – Antihistaminika und Cortison-Präparate. Nachdem sie die Medikamente abgesetzt hatte und ins Solarium ging, besserte sich ihr Zustand etwas. Das Ekzem trocknete und bildete Krusten, die auf ihrem ganzen Körper verbreitet waren, außer im Gesicht. Sie hatte außerdem schon seit 10 Jahren starken Haarausfall. Auf ihrem Kopf entstanden immer wieder kahle Stellen, zeitweise war sie gänzlich kahl.

Und: Sie hatte dazu auch eine starke Staub-, Pollen- und Milbenallergie. Ich empfahl AP 1 Liter, Speichel, 1x am Tag. Die Kontrolle nach zwei Monaten ergab: Das Ekzem war unverändert, der Haarausfall hatte sich am Hinterkopf gebessert, vorne hatte er sich dagegen verschlechtert, es blieb also im Wesentlichen alles beim Alten. Sie fühlte sich ungefähr genauso, wie vor zwei Monaten. Dies passierte nicht sehr oft. Ich fragte sie, wie sie das autopathische Präparat hergestellt habe. Ich erfuhr, dass sie das Wasser für die Verdünnung von ihren Eltern in Kanistern aus einer Waldquelle erhielt. Dadurch wurden die Körperinformationen aus ihrem Speichel mit fremden Informationen aus dem Kanister kontaminiert! Deswegen konnte das AP nicht wirken. Ich empfahl ihr daher, eine neue Flasche zu verwenden und weiterhin das AP aus 3 Liter Wasser und Speichel einmal pro Woche anzuwenden. Für die Zubereitung der Verdünnung sollte künftig handelsübliches Quellwasser in Flaschen zum Einsatz kommen. Ein Monat später bekam ich von ihr ein E-Mail: „Guten Tag, ich melde mich, wie vereinbart, nach einem Monat. Ich nehme weiterhin das AP aus Speichel 1 Mal pro Woche verdünnt mit 3 Litern Wasser. Meine Haare wachsen an vielen Stellen in Grüppchen nach, sie fallen nicht mehr aus. Fieberblasen, an denen ich früher gelitten habe, sind plötzlich wiedergekommen, drei Mal hintereinander. Jetzt ist es aber wieder in Ordnung. Beim Wasserlassen verspürte ich noch ein Brennen, aber nach ein paar Tagen verschwand auch das. Vor Jahre hatte ich schon einmal solche Schwierigkeiten gehabt. (Umkehrsymptome, Anm. des Autors). Mein Ekzem hat sich stark verbessert, ich habe es noch ein bisschen an den Händen, und auch in den Armbeugen, wenn ich schwitze, außerdem noch etwas auf dem Bauch. Das wurde dann aber schnell besser. Das ist alles…Ja, und ich fühle mich insgesamt gut. Danke, M."

Achtung: Niemals Wasser, das von Personen ohne Mundschutz und Handschuhe umgefüllt wurde, verwenden. Das Wasser soll niemals mittels Messbecher, die durch Tröpfchen mit fremder Information kontaminiert sein könnten, umgefüllt werden.

Was die Naturquellen betrifft, ist es am besten, die Flasche unterhalb des Quellenüberlaufs zu stellen, den Trichter zum Überlaufen zu bringen und das Präparat direkt dort zuzubereiten. Es ist auch möglich, ein handelsübliches Wasser, das maschinell abgefüllt wurde, zu verwenden. Die Flasche soll nach der Zubereitung des AP verschlossen werden und kann dann bei der Naturquelle für ein weiteres Mal verwendet werden.

Wenn das Wasser für jemanden anderen bestimmt ist, ist immer ein Mundschutz zu verwenden.

E-Mail-Nachricht einer Homöopathie-Ärztin: „Guten Tag, ich möchte Ihnen über meine neueste Erfahrung mit Autopathie berichten. Eine Freundin, die zurzeit schwanger ist, bekam eine akute Harnwegsinfektion. Sie hatte einen positiven Harnbefund. Nachdem sie zweimal AP aus 1,5 Liter angewendet hatte, war sie sofort ohne Beschwerden und ohne Befund, und die Ärzte konnten es nicht glauben. Das freut mich und unterstützt mich dabei, die Autopathie anzuwenden bei homöopathisch unklaren oder komplizierten Fällen. Ich bin neugierig, ob es bei einer anderen Freundin, die an Depressionen leidet, auch eine solche schnelle Wirkung haben wird…Grüße, V.K."

Eine 33-jährige Frau, die ständig unter Zahnschmerzen aufgrund von Karies und eitrigen Taschen litt. Sie war jahrelang ständig beim Zahnarzt. In der Nacht konnte sie nicht schlafen und weinte oft vor Schmerzen. Sie litt auch an Kopfschmerzen. Sie hatte drei Kinder. Ihre Regelblutung war sehr unregelmäßig, manchmal kam sie alle 3, manchmal nur alle 6 Wochen. Sie verlor rasch die Nerven und wurde oft sehr emotional, was ihr nachher stets leidtat. Nach AP aus 61 kam sie zur ersten Kontrolle. Sie sagte zuerst, dass sich körperlich kaum etwas verändert hätte. Ihr Mann wäre aber froh, dass sie nun ausgeglichener wäre. Im weiteren Gespräch gestand sie dann aber ein, dass sie nur noch ca. 4x weniger oft Zahnschmerzen und ca. 3x weniger Kopfschmerzen hätte. Meine Empfehlung: AP aus 31 wiederholt einmal wöchentlich. Nach weiteren drei Monaten sagte sie, dass der Kopf nur einmal und die Zähne gar nicht mehr schmerzten. Die Regel habe sich normalisiert. Und: Vorher konnte sie niemandem etwas abschlagen, jetzt kann sie auch NEIN sagen.

Manche weitere ähnliche und aktuelle Anwendungs-Fälle, die übrigens von Woche zu Woche mehr werden, finden Sie auf www.autopathie.de.

Manchmal fragen mich Kursteilnehmer, ob ich auch weniger erfolgreiche Fälle habe, solche, wo sich nichts verbessert hätte. Ja, es gibt auch solche, aber im Vergleich mit den erfolgreichen, die eine Besserung oder Heilung (von vorher unheilbaren) chronischen Beschwerden aufgewiesen haben, sind es sehr wenige. Vor kurzem verlor ich beispielsweise eine Klientin, weil ich ihre Migräne nicht lindern konnte. Sie gab mir allerdings für die Heilung ihres jahrelangen Leidens nur drei Monate. Aber schon nach dieser Zeit reduzierte sich die Häufigkeit ihrer Anfälle deutlich. Bei einem anderen aktuellen Fall handelt es sich um einen sechzigjährigen Mann, einen starken Raucher, der seit Jahren an Paralyse seines gesamten Körpers leidet, den er nur sehr schwer kontrollieren kann. Nach einem Jahr Behandlung war noch keine Besserung eingetreten, weder mit dem abgekochten Speichel, Atem oder Blut, noch in Kombination mit homöopathischen Arzneien. Wir haben höhere und niedrigere Potenzen angewendet. Es könnte sein, dass die Schadstoffe vom Rauchen das Präparat kontaminiert haben. Ungefähr nach einem halben Behandlungsjahr erfuhr ich, dass er das gesamte Wasser, das durch die autopathische Flasche durchfloss, immer ausgetrunken hat! Hier handelt es sich um eine nicht erprobte Sache, daher war es wahrscheinlich schlecht. Zurzeit machen wir, ohne dass er das verwendete Wasser trinkt weiter und es gibt immer noch keine Anzeichen einer Besserung! Zuletzt empfahl ich ihm die Kombination mit einer homöopathischen Arznei, aber bisher bekam ich keine Rückmeldung. Dieser Fall quält mich und ich denke oft daran. Wahrscheinlich werde ich alle Potenzen, die er im ersten Halbjahr angewendet hat und wovon er das Wasser getrunken hat, noch einmal probieren müssen. Vielleicht wurde dadurch die Wirkung verhindert... Es kann auch sein, dass der Fehler im Karma liegt. Vielleicht ist es nicht in meiner Macht, bei diesem Mann eine Besserung zu erreichen. Vielleicht soll er zu einem anderen Berater gehen... Oder es gibt versteckte Hindernisse im Heilungsprozess... Soll ich 1 M oder 2 M, bzw. noch höhere Potenzen probieren? Die Hoffnung besteht immer noch. Zu mir kommen fast ausschließlich Leute, denen alle anderen konventionellen und unkonventionellen Methoden nicht geholfen haben.

Teil VII

Autopathische Detoxikation

Eine wichtige Entdeckung aus dem Jahr 2010

Autopathie wirkt ausgezeichnet bei vielen verbreiteten chronischen (mit konventionellen Mitteln nicht heilbaren) Beschwerden. Im Laufe der kurzen Zeit, in der Autopathie existiert, gibt es schon mehrere tausend Fälle von Heilungen. Das erfahre ich täglich von meinen Patienten, aber auch von meinen Schülern, mit denen ich in Kontakt stehe und die meine Autopathiekurse besuchen. Heilung tritt manchmal schneller und manchmal langsamer ein. Warum gibt es diese Unterschiede? Ein langsamer, vielleicht auch komplizierter Heilungsprozess bedeutet, dass dem Heilungsprozess Hindernisse im Weg stehen. Das ist auch aus der Homöopathie bekannt. Es hilft, die Hindernisse zu erkennen und möglichst zu beseitigen. Ein Hindernis kann möglicherweise ein niedriger pH-Wert des Organismus sein, der durch falsche Ernährung, Rauchen, Medikamente oder einen unruhigen Lebensstil verursacht sein kann. Ein ausgeglichener pH-Wert ist daher empfehlenswert für die Heilung.

Ich hatte aber auch schon Fälle, die sich anfangs ausgezeichnet entwickelten, dann aber plötzlich stehen blieben. Weder die Änderung des Verabreichungsregimes noch die Beeinflussung des pH-Wertes zeigten eine Wirkung. Ich musste daher herausfinden, was die Gründe dafür waren. Dazu der folgende Fall, der vor fünf Jahren begann:

Eine junge Frau ohne größere subjektive Beschwerden fühlte sich ständig müde und war ängstlich. Zwei Monate vor ihrem Besuch in meiner Praxis wurde bei ihr eine autoimmune chronische Gelbsucht diagnostiziert und die Ärzte teilten ihr ohne Umschweife mit, dass die Krankheit unheilbar sei und sie innerhalb von fünf bis maximal zehn Jahren sterben würde. Bluttests zeigten einen schlechten Leberzustand. Manche Werte überschritten deutlich die Norm: ALT und AST waren zehn

Mal höher als der maximale Normwert; auch Bilirubin war erhöht. Sie nahm Cortison-Präparate, Immunsuppressiva und zwei weitere Medikamente ein, die zwar nicht heilen konnten, aber wenigstens die Beschwerden erträglich machen sollten. Ich empfahl ihr, Speichel jeden zweiten Tag in der autopathischen Flasche mit 2 Liter Wasser zu verdünnen und das AP auf das Stirn-Chakra zu verteilen. Die erste Kontrolle nach zwei Monaten ergab: Sie fühlte sich sowohl psychisch als auch physisch besser. Ihr Arzt informierte sie, dass sich ihre Leberwerte deutlich gebessert hätten. Ich empfahl ihr, mit der Autopathie wie bisher fortzufahren. Außerdem sollte sie jeden Morgen einen halben Teelöffel Speisesoda einnehmen, um ihren pH-Wert zu erhöhen. Ansonsten hielt sie keine Diät. Die Kontrolle 4 Monate nach Beginn der autopathischen Behandlung ergab: Alle Bluttests waren in Ordnung, die Leberwerte befanden sich im Normbereich. Sie fühlte sich ausgezeichnet. Ich empfahl, mit der Autopathie wie bisher weiterzumachen. Kontrolle nach 5 Monaten: Alle Tests waren weiterhin in der Norm. Ihr Arzt hatte ihre Medikamentendosis auf ein absolutes Minimum reduziert. Ich empfahl ihr nun, die Potenz auf 3 Liter zu erhöhen und das Speisesoda alle 2 Wochen einzunehmen. Ein halbes Jahr nach Beginn der autopathischen Behandlung gingen wir auf die Verdünnung mit 4 Liter Wasser einmal pro Woche über. Die Erhöhung der Potenz verordnete ich, weil sie sich wieder etwas müde fühlte. Danach ist auch die Müdigkeit verschwunden. Fast ein ganzes Jahr nach der ersten autopathischen Behandlung sind wir dann auf 4 Liter einmal pro Monat übergegangen. Ihre Medikamentendosis konnte ebenfalls weiter reduziert werden. Ihr Arzt meinte, dass er angesichts des guten Heilungsfortschritts ihre Medikamente bald ganz absetzen könnte. Ein Jahr und zwei Monate nach dem Beginn der autopathischen Behandlung: Sie war beschwerdefrei, nur ihre Akne verschlimmerte sich. Daraufhin nahm sie Antibiotika, und ihre Akne ging zurück. Ihre Bluttests waren weiterhin in Ordnung. Während dieser ganzen Zeit hielt sie keine Diät, sie aß Fleisch, Fette, Zucker und andere Lebensmittel. Ihr ausgezeichneter Zustand hielt noch eineinhalb Jahre seit Beginn der Autopathie an. Doch ihr Arzt zögerte mit der gänzlichen Absetzung der Medikamente. Zwei von vier Medikamenten hatte er allerdings schon abgesetzt. Die Medikamentendosis wurde auf dem niedrigstmöglichen Niveau gehalten. Dann plötzlich wurden die Lebertests schlechter und manche Parameter überschritten wieder die Norm! Die immunologischen Tests waren aber weiterhin in Ordnung, was zu Beginn der autopathischen Behandlung nicht der Fall war. Ich habe ihr daher empfohlen, die Potenz nun auf 5 Liter einmal pro Woche zu erhöhen. Nach einem weiteren Monat erfuhr ich, dass die Werte gleich blieben. Ihre Medikamentendosis wurde auch nicht erhöht. Ich überlegte, was ich tun könnte. Worin bestand das Hindernis, das den Heilungsprozess aufhielt? Wie kann es beseitigt werden? Nach einiger Zeit und intensivem Studium verschiedener Quellen wurde ich fündig (die Erklärung dazu kommt später). Ich empfahl nun die Verdünnung mit 7,5 Liter Wasser. Vor der Herstellung des AP sollte sie aber den Speichel am Morgen mit Alkohol mischen (mit 40% oder 60%igen Wodka ohne Zucker und anderen Zusatzstoffen bzw. reinem Getreidespiritus), die Mischung zwei Minuten stehen lassen und erst danach verdünnen und auf das Chakra auftragen. Das sollte sie drei Wochen lang einmal pro Woche tun. Danach sollte weiter wöchentlich mit der gleichen Verdünnung fortfahren, jedoch ohne die Beimischung des Alkohols. Einen Monat später erhielt ich folgende Mail: „Guten Tag Herr Cehovsky, entschuldigen Sie, dass ich Ihnen nicht früher geschrieben habe; aber erst heute erhielt ich die Ergebnisse der Bluttests. Sie waren absolut in Ordnung und mein Arzt entschied sich endlich nach zwei Jahren, eines von den zwei Medikamenten, die ich noch einnehme, abzusetzen!"

Die autopathische Entfernung des Hindernisses im Heilungsprozess hat also perfekt funktioniert. Heute (im Jahr 2012) wendet sie das AP mit aufgewärmtem Atem (mehr darüber weiter im Text), verdünnt mit 12 Liter Wasser, einmal pro Monat an. Trotz der tödlichen ärztlichen Prognose vor fünf Jahren ist sie heute gesund und fühlt sich ausgezeichnet. Ihre Lebertests sind weiterhin perfekt.

Parasiten sind das Hindernis

Zuerst würde ich gerne erklären, was mich zu dieser Lösung führte. Es war nicht der einzige Fall, dessen Heilungsprozess zu jener Zeit zum Stillstand kam. Es gab einige, die vorher lange Zeit positiv verliefen, sich dann aber auf unerklärliche Weise ins Negative wendeten. Ich musste daher unbedingt das Hindernis im Heilungsprozess finden und studierte diverse Quellen im Internet und Bücher, deren Inhalt ich eigentlich schon kannte. Eines von ihnen war *Cancer is a Fungus* (Der Krebs ist ein Pilz) vom römischen Onkologen Dr. Simoncini. Nach 15 Jahren erfolgreicher und nachhaltiger Krebsbehandlung behauptete er, dass sich in allen Tumoren ohne Ausnahme ein Hefepilz (Candida) befindet. Sobald er Soda (Natriumcarbonat) in die Arterie, die den Tumor mit Blut versorgt, infundierte und dadurch den Pilz tötete (der Hefepilz verträgt die basische Umgebung nicht), verschwand rasch auch der Tumor selbst – www.cancerfungus.com. Schätzungsweise leiden 90% der Bevölkerung an solchen Hefepilzen, die den Organismus auf verschiedene Weise befallen. Die Mycotoxine, die der Pilz produziert und die in den Körper gelangen, können – so die

212

amerikanischen Autoren des Buches *Complete Candida Yeast Guidebook* (Gesamtführer durch den Candida-Pilz) Dr. Z.P. Rony und J.M. Martin – außer vaginalen Ausflüssen auch Beschwerden wie Prostatitis, Vaginitis, Endometriose, Allergien, Krebs, Schlaflosigkeit, Müdigkeit, Schuppen, Akne, vorzeitiges Ergrauen und Haarausfall, Depressionen, Impotenz, Halsschmerzen, Husten und Bauch- und Kopfschmerzen verursachen. Personen, die von Hefepilz befallen sind, verlangen nach Zucker, Alkohol und Brot – Candida ernährt sich nämlich mittels Fermentation von Zucker und verlangt danach. Zu weiteren Symptomen gehören Blähungen und Verdauungsstörungen, Autismus, Hyperaktivität, Ekzeme, Schwitzen und Deformationen von Nägeln inkl. Nagelbettentzündungen und Bildungen von Neidnagel, Störungen der Schilddrüsenfunktion und viele weitere Probleme. Candida hat die besondere Fähigkeit, den Körper geradezu zu kolonisieren und ihn zu unterjochen. Vom Darm aus dringt der Pilz in den gesamten Organismus vor (nicht nur in die Vagina und in den Mund) und bildet gegenseitig verbundene Pilzkolonien. Die so befallene Person wird dann regelrecht dazu getrieben, ständig etwas Süßes zu naschen. Außerdem finden befallene Personen besonderen Gefallen an „säurebildenden" Aktivitäten wie Rauchen, Alkoholtrinken, Autofahren, Streitigkeiten oder TV-Thrillern wegen des erhöhten Adrenalinausstoßes. Candida braucht nämlich einen möglichst sauren pH-Wert im Körper der Wirtsperson. Sobald er einen Menschen kolonisiert hat, ist es äußerst schwer, ihn nur mit Medikamenten zu beseitigen. Meistens gelingt es nicht.

Einer unserer weiteren besonderen Begleiter ist der innerzelluläre Parasit Chlamydia, ganz besonders seine gefährlichste Form Chlamydia Pneumoniae. Zahlreichen Schätzungen zufolge ist ein hoher Prozentsatz der europäischen Be-

213

völkerung damit infiziert. Bei den Landwirten können es bis zu 70% sein, und bis zu 90% unserer Population entwickelt irgendwann im Laufe des Lebens Symptome einer Chlamydien-Infektion, die aber nicht vollständig beseitigt werden kann. Chlamydie Pneumoniae nistet sich in den Atmungsorganen ein. Sie verbreitet sich durch die Luft und ist mittels Tröpfchen übertragbar, wie eine Grippe. Die Infektion ist sehr schwer mit konventionellen Mitteln zu beseitigen. Starke Antibiotika der Tetracycline-Gruppe können ihr Auftreten zwar kurzzeitig reduzieren, können aber nicht ein Leben lang eingenommen werden. Sobald sie abgesetzt werden, kommen die Chlamydien im gleichen Umfang zurück, vielleicht sogar noch stärker als zuvor, da Antibiotika nur manche Chlamydien-Stadien beseitigen. Chlamydien wurden von den Wissenschaftlern erst vor kurzem entdeckt, und manche Ärzte sehen sie sogar als Hauptursache von Arteriosklerose – Arterienverkalkung (eine der häufigsten Todesursachen in den entwickelten Ländern), von Infarkten und multipler Sklerose sowie den meisten aller autoimmunen Erkrankungen. Außerdem stehen sie in Verdacht, Lungenentzündung, Gelenksentzündung, Diabetes, Alzheimer, Morbus Crohn, Bluthochdruck und weitere Krankheiten zu verursachen. Wie kann dieser intelligente Organismus mit den Eigenschaften eines Virus und einer Bakterie so etwas erreichen? Er kriecht einfach in die Nerv-Arterien oder andere Zellen des Wirtes und parasitiert dort. Material für Tests, mit denen man Chlamydien nachweist, wird aus dem Sputum und Schleim der Atmungsorgane entnommen. Bei manchen Personen ist die Infektion lange gar nicht sichtbar, ihre Symptome in verschiedener Stärke zeigen sich erst nach Jahren, vor allem dann, wenn der Organismus geschwächt ist. Manchmal brechen heftige Autoimmun-Reaktionen aus – das Immunsystem greift eigene, infizierte Zellen an und versucht diese zu beseitigen. So kann sich beispielweise eine autoimmune Gelbsucht entwickeln. Die schulmedizinische Hoffnung auf Heilung ist, wie meiner Patientin gesagt wurde, offensichtlich gleich null.

An dritter Stelle ist die Toxoplasmose zu nennen, ein weiterer sehr unterschätzter parasitärer Organismus. Allein in Deutschland und Frankreich sind damit rund 80% der Bevölkerung infiziert. In Tschechien sind es etwa 30%. Die Hauptwirte der Toxoplasmose sind Hauskatzen. Toxoplasmose vermehrt sich im Körper der Katzen und kann über ihren Nahrungskreislauf und ihre Ausscheidungen auch in die Nahrung der Menschen kommen. Toxoplasmose kann in den Zwischenwirten, zu denen auch der Mensch gehört, z.B. Gehirn-Zysten bilden, die voll mit winzigen Sporentierchen sind. Bis vor kurzem wurde behauptet, dass eine Infektion mit Toxoplasmose fast keine Schäden verursacht, ausgenommen bei schwangeren Frauen. Sie träten nur selten auf – und wenn, dann nicht heftig. Neue Forschungsergebnisse (z.B. von Prof. Flégr von der Karlsuniversität Prag) belegen allerdings, dass Toxoplasmose das Verhalten des Wirtes meisterhaft manipulieren kann. Befallene Mäuse verhalten sich waghalsig und unvorsichtig und werden damit für Katzen zur leichteren Beute. Auch bei Menschen wurde statistisch nachgewiesen, dass Toxoplasmose-Infizierte ein deutlich erhöhtes Risiko aufweisen, in einen Autounfall verwickelt zu werden, da sie ebenso waghalsig und unvorsichtig agieren. Außerdem hat sich gezeigt, dass Toxoplasmose auch Schizophrenie verursachen kann (siehe dazu den Fall). Wissenschaftler nehmen an, dass der Parasit bis zu seinem Tod im Wirt verbleibt.

Also haben wir 90% der Menschen mit Candida, 40-90% mit Chlamydia und 30-80% mit Toxoplasmose – in Summe an die 100% der Population. Das Problem betrifft uns jedenfalls alle.

Isopathie und Autoisopathie

Und nun zurück zur Homöopathie und Autopathie. Es ist offensichtlich, dass diese neuzeitliche Epidemie (oder Pandemie?) des Parasitenbefalls aus homöopathischer Sicht Ausdruck einer geschwächten feinstofflichen Vitalkraft ist. Einen natürlichen Schutz gegen diese Formen von Erkrankung scheint es nicht mehr zu geben. Die Einnahme eines hochpotenziertes Präparates kann hier aber Abhilfe schaffen: Der kanadische Homöopath Louis Klein schreibt in seinem Buch *Miasms and Nosode* u. A. darüber, wie man dafür Nosoden einsetzen kann. Nosoden sind homöopathische Präparate aus dem pathogenem Material der Krankheit, die man heilen will. Beispielweise konnte mit „Bacillinum", einem homöopathischen Präparat, das aus dem mit Tbc-Erregern infizierten menschlichen Sputum hergestellt wird, viele Fälle von Tuberkulose geheilt werden. Kurz gesagt: Mit potenzierten Krankheits-Erregern wird die Krankheit selbst geheilt, der Erreger wird zum Heilmittel umfunktioniert. Diese homöopathische Behandlungsform nennt man Isopathie. Klein definierte auch den Begriff „parasitische Miasmen". Die Nosoden funktionieren oft nicht ganz einfach. Deshalb ist es notwendig, ein ganzheitliches Bild zu haben und teils komplizierte Techniken der homöopathischen Analyse anzuwenden. Vor etwa zwei Jahren habe ich Frauen mit Hefepilzausflüssen eine homöopathische Candida albicans verordnet, aber die Wirkung ist ausgeblieben. Warum hat es nicht funktioniert? Der Parasit kann sich dem feinen Vibrationsfeld des Wirtes geschickt anpassen. Das ist seine Hauptfähigkeit, damit ihn das menschliche Immunsystem nicht als Eindringling erkennen und beseitigen kann. Da es etwa sieben Milliarden Menschen gibt, gibt es genauso viele verschiedene, individuell gebildete Candida-, Toxoplasmose- und Chlamydien-Infektionen. Es existieren dazu auch wissenschaftliche Theorien von Ärzten und Mikrobiologen, die diesen sog. Pleomorphismus (Dr. Bechamp, Dr. von Brehmer) zum Gegenstand haben. Manche Mikroorganismen können sich nach diesen Theorien in andere verwandeln und ihre Keime (sog. Bionte) werden Teil des menschlichen Blutes (Prof. Dr. Enderlein, Dr. Reich; Erwähnungen finden Sie auch im Buch „Darmnosoden" von Dr. R. Malcolm). Jeder Parasit ist seinem Wirt höchst individuell angepasst. Jede Chlamydie hat ein leicht unterschiedliches, individuelles Vibrationsfeld, je nach dem, in wem es lebt. Außerdem ist auch die Zusammensetzung bzw. der Mix dieser Parasiten ganz individuell – sowohl Hefepilze als auch Chlamydien teilen sich auf unterschiedliche Arten auf, die im Menschen in unterschiedlichen Verhältnissen leben. Das potenzierte Präparat muss daher genauso individuell hergestellt werden. Stellt man aber ein autopathisches Präparat aus den Vibrationen eines lebenden Parasiten, der sich z.B. im Speichel befindet her, ist es gegen ihn nicht wirksam, obwohl es einige andere Probleme lösen wird. Deshalb ist es notwendig aus der Herstellung von homöopathischen Nosoden zu lernen. Hier wird das biologische Material immer zuerst mit Alkohol vermischt d.h. sterilisiert, damit alle Mikroorganismen getötet werden. Das ist ein weiteres, von Homöopathen beobachtetes Prinzip – die potenzierte Information über das Absterben der Organismen ist für die anderen gleichen Organismen gleichsam eine Warnung, dass es sich hier um eine unwirtliche und gefährliche Umgebung handelt, ungeeignet für das Weiterleben und die Vermehrung.

Hier einige Beispiele aus meiner mehr als zwanzigjährigen homöopathischen und seit einigen Jahren auch autopathischen Lehrpraxis dazu:

In Gesprächen mit den Hörern meiner Kurse erfuhr ich,

dass eine Frau, die eine Insektenstichallergie hatte und oft von Insekten angegriffen wurde, dieses Problem löste, indem sie sich eine Flasche mit der potenzierten getöteten Bienenkönigin (Apis mellifica) umhängte. Fortan blieb sie von Insekten verschont. Ein Hörer meiner „Homöopathischen Akademie" erzählte mir, dass er auf seinem Hof Probleme mit Blattkäfern hatte. Er hat daraufhin einen Blattkäfer getötet, im Wasser zermalmt und anschließend dieses Wasser in den Tank seiner Spritzanlage geleert. Damit hat er sein Feld bespritzt. Die Blattkäfer verschwanden von seinem Feld während sie in der weiteren Umgebung weiter grassierten. Eine andere meiner Homöopathie-Studentinnen hat mir berichtet, dass sie durch das Verbrennen einer Nacktschnecke und Vermischung ihrer Asche im Wasser der Gießkanne ihre Ernte von einer Nacktschneckeninvasion befreit hat. Ein weiteres Beispiel dieses Prinzips ist das Medikament „Carcinosin", das aus dem klaren Ausfluss eines offenen Brustkrebskarzinoms gewonnen wird. Es bestätigt indirekt die theoretischen Schlüsse des Onkologen Somoncini: der Candidahaltige Ausfluss wurde anschließend mit Alkohol vermischt und dann potenziert. Diese Nosode ist eine der wirksamsten homöopathischen Arzneien sowohl gegen Krebs, als auch gegen Hefepilzbefall. Oder, stellvertretend für alle weiteren Nosoden das „Bacilinum" – zuerst wurden die Tuberkulose-Bakterien mittels Alkohol getötet, nachher potenziert und bewirkten nachweislich zahlreiche Tbc-Genesungen.

Die Material-Sterilisation

Das Fazit dieser komplizierten Gedanken lautet: besteht ein Verdacht, dass Parasiten den autopathischen Heilungsprozess verhindern, was heutzutage leider fast immer der Fall sein kann, muss der Speichel der behandelten Person vorher sterilisiert und erst dann verdünnt, also potenziert und angewendet werden. Eine solche individuell produzierte Nosode (also eine Autonosode) ist das beste Mittel, den Parasiten los zu werden, wie sich in meinen folgenden Fällen zeigen wird. Die Sterilisation muss dabei aber nicht zwingend durch die traditionelle Vermischung mit Alkohol erfolgen. Denn über den Fremdstoff Alkohol gelangt auch externe Information in das Präparat, die die Resonanzfähigkeit mit der Vitalkraft des Patienten etwas herabsetzt. Aus diesem Grund führe ich die Sterilisation des Speichels ausschließlich durch Abkochen durch. Damit gelangt keine externe Information in das Präparat und die Information über die Vibrationen der jeweils behandelten Person bleibt unversehrt (der bekannte russische Homöopath Dr. Lupitschev vertritt die Meinung, dass sich die Potenz durch das Kochen sogar noch erhöht). Die von mir entwickelte Autopathische Flasche ist aus feuerfestem Glas gefertigt. Ich begann daher diese Methode bereits vor drei Jahren anzuwenden; die Zubereitungsart mittels Alkohol habe ich wegen ihrer schwachen Wirksamkeit rasch verworfen. Das Präparat aus Speichel oder Atem kann in der Autopathischen Flasche z.B. mittels eines Turbofeuerzeugs sehr leicht und rasch zum Kochen gebracht werden.

Herstellungsanleitung für ein autopathisches Präparat aus abgekochtem Speichel

/.../

Anm.: Präparate, die abgekocht werden müssen, sind ausschließlich von erwachsenen Personen zuzubereiten.

Utensilien:
1) Autopathische Flasche aus feuerfestem Borquarzglas
2) Vom Berater oder vom Buch empfohlene Menge (min. 1 Liter) an normalem verpacktem Quellwasser, *ohne erhöhten Mineralstoffgehalt, ohne Zusätze und ohne Kohlensäure,* bzw. destilliertes oder filtriertes Wasser.
3) Sterile, unbenützte Pipette für Personen, die nicht spucken können.
4) Gas-, bzw. Spiritusbrenner oder ein hochwertiges Zigarren-Feuerzeug, notfalls eine Kerze.

Die Vorgehensweise:
1) Am Abend vor der Anwendung Zähne ohne Zahnpasta putzen. Danach nichts mehr essen oder trinken, keine Gegenstände in den Mund nehmen und auch nicht mehr mit Mobiltelefonen telefonieren. Gesicht und Lippen müssen frei von Kosmetikprodukten sein. Keine Zigaretten rauchen. Am Morgen, am besten sofort nach dem Aufwachen und noch bevor man etwas in den Mund genommen hat, in die autopathische Flasche spucken. Zuvor *mit halb geschlossenen Lippen mehrmals stark abhusten*, damit die Tröpfchen aus dem Atmungstrakt in den Mund und damit in den Speichel gelangen. Das Innere des Flaschentrichters nicht berühren. Es sollte sich keine

weitere Person in unmittelbarer Nähe aufhalten. Wer das Präparat für eine andere Person zubereitet, muss ab der Speichelabnahme und während der gesamten Dauer der Zubereitung Handschuhe und einen Mundschutz tragen, damit keine eigenen Tröpfchen (durch Sprechen oder Niesen) auf das Präparat übertragen werden. Personen, die nicht spucken können, nimmt man den Speichel mittels Pipette ab (ein Tropfen reicht).

2) Dann hält man die Flasche im oberen Bereich so, dass beide Röhrchen schräg, wie ein V im 45°-Winkel nach oben zeigen. Den Speichel spült man nun mit ein wenig Wasser in die Wirbelkammer, bis sie gefüllt ist. Danach bringt man den mit Wasser vermengten Speichel in der Wirbelkammer von außen mittels Gasbrenner, Turbofeuerzeug oder Spiritusbrenner (notfalls mit einem hochwertigen Feuerzeug oder einer Kerze) für ca. 30 Sekunden zum Kochen. Die Flamme soll dabei das Glas der Wirbelkammer berühren. Bitte darauf achten, dass keines der Flaschen-Röhrchen auf uns oder andere Personen gerichtet ist, da das siedende Wasser daraus herausspritzen kann. Um sich beim Erhitzen nicht zu Verbrennen, sollte man die Flasche z.B. mit einer gefalteten Serviette halten. Nach dem Abkochen wartet man ca. eine halbe Minute, bevor man mit der eigentlichen Verdünnung/Potenzierung beginnt.

3) Man stellt die Autopathische Flasche an den Rand des Wasch- oder Abwaschbeckens mit dem unteren Abflussröhrchen in Richtung Abfluss. Die Flasche kann während des Verdünnungsvorganges aber auch in der Hand gehalten werden.

4) Danach lassen wir die vom Berater oder im Buch empfohlene Wassermenge langsam und stetig durch die Au-

topathische Flasche laufen. Das Wasser aus der Wasserflasche bzw. aus dem Ausfluss des Filters soll aus ca. 5 cm Entfernung vom oberen Rand des Trichters in die Autopathischen Flasche geleert werden. Der Rand des Trichters darf mit der Wasserflasche nicht in Berührung kommen. Man gießt dabei das Wasser kontinuierlich in den Trichter – nur unterbrochen durch kurze Pausen, die beim Wasserflaschentausch entstehen. Idealerweise bildet sich dabei im Trichter ein Wasserspiegel. Das Wasser kann dabei auch etwas überlaufen, was nichts ausmacht.

Sofort nachdem die gesamte zur Potenzierung bestimmte Wassermenge durch die Autopathische Flasche gelaufen ist, trägt man mit dem Abflussröhrchen die nun in der Kugel befindliche, finale Verdünnung (oder einen Teil davon – ein paar Tropfen reichen bereits) auf die Mitte der Stirn auf und verteilt sie mit Kreisbewegungen zwischen den Augenbrauen und dem Nasenansatz, wo sich das sechste Chakra befindet. Danach lässt man sie auf der Haut langsam eintrocknen. Diese äußerliche Anwendung feinstofflicher Verdünnungen auf der Haut wurde schon vom Gründer der Homöopathie, S. Hahnemann, *(Organon der Heilkunst)* als geeignet befunden. Falls die Oberfläche der Flasche durch Ruß verunreinigt wurde, kann diese abgewischt werden, anschließend gibt man die Flasche in die Plastikverpackung zurück. /.../

Das ist nur der Teil der Bedienungsanleitung, der das Abkochen des Speichels betrifft. Alles andere ist gleich, so wie in der Bedienungsanleitung mit nicht abgekochtem Speichel (siehe auch http://www.autopathie.de).

Kommentar zu der Anleitung

Im Speichel können sich Candida-Zellen befinden, falls der Körper von diesem Hefe-Pilz befallen ist. Bei einer Chlamydien-Infektion befindet sich die Information in den Atemwegen; das erfordert, dass man vor der Speichelabgabe hustet, um die Information aus den Atemwegen in den Speichel zu bekommen. Man macht das am besten mit halb geschlossenem Mund. Die Information über die metabolischen Produkte der Toxoplasmose und ihrer Antikörper ist dagegen wieder im Speichel vorhanden. Im Speichel können sich aber auch andere, unerwünschte Mikroorganismen befinden. Ein daraus erzeugtes autoisopathisches Präparat gibt unserer feinstofflichen Organisationsebene, der Vitalkraft, jene Information, mit der sie sich gegen diese unerwünschten Einflüssen wehren und damit wieder ins Systemgleichgewicht kommen kann. Es handelt sich hierbei nicht um die Tötung der Parasiten, sondern um die Stärkung der Heilungsintelligenz, bzw. der Heilungskraft, die uns mit dem Universum verbindet.

Es ist vorteilhaft den Speichel mit etwas Wasser zu verdünnen. Das Wasser soll hierbei in der Wirbelkammer der Autopathischen Flasche überwiegen und nur etwas mit Speichel getrübt sein. Wenn nur der Speichel abgekocht wird, kann das auf den Wänden der Wirbelkammer einen angebrannten weißlichen Belag hinterlassen, was allerdings die Wirkung des Präparates nicht beeinträchtigt. Beim Erhitzen mittels eines Feuerzeugs, Bunsenbrenners usw. hält man die Flasche direkt unterhalb des Trichters, da sich die Flasche an dieser Stelle nicht so schnell erwärmt. Sicherheitshalber sollte man aber die Flasche z.B. mit einer gefalteten Serviette halten.

System der Verabreichungen

Schon auf der II. Autopathie – Konferenz im Januar 2010 hielt ich über die o.g. Methode der autopathischen Reinigung ein Referat und ging dabei auch detailliert auf die Herstellung des Präparates in der Autopathischen Flasche und seine Anwendung ein.

Meine damalige Empfehlung für die Herstellung und Anwendung lautete:

Zuerst an vier Tagen hintereinander einmal am Tag mit einem halben Liter Wasser verdünnen, danach an vier Tagen hintereinander einmal am Tag mit einem Liter Wasser verdünnen, dann an drei Mal jeden zweiten Tag mit zwei Litern Wasser verdünnen, danach wöchentliche Anwendung zwischen drei Leitern (bei einer niedrigeren Vitalität des Patienten) und sechs Litern (bei einer staken Vitalität).

Nach einem sichtbaren Rückgang der Symptome des Parasitenbefalls kann man eine wöchentliche Anwendung ohne Sterilisation des Materials (Speichel oder Atem) übergehen. Man sollte aber beobachten, ob sich Relapssymptome zeigen. Wenn ja, muss noch einmal die gleiche oder eine höhere Potenz mit abgekochtem Speichel angewendet werden.

Zehn Tage später rief mich eine Ärztin an, die an *der Konferenz teilgenommen hatte.* Sie teilte mir mit, dass sie sich gleich nach der Rückkehr mit Elektroakupunktur nach Dr. Voll auf Chlamydien getestet hatte. Die Werte waren hoch. Zehn Tage nach der Einnahme des Präparates aus abgekochtem Speichel waren die Testwerte auf ein Zehntel gesunken – also auf einen zu vernachlässigenden Wert. Gleichzeitig waren auch ihre Schmerzen im Schulterbereich verschwunden.

Eine weitere Konferenzteilnehmerin, die mich danach wegen einer Schwangerschaftsmykose (eine Form von Candida-Infektion) konsultiert hatte, schickte mir folgende E-Mail: „Zwei Tage nachdem ich den abgekochten Speichel – mit einem Liter Wasser verdünnt –eingenommen hatte, hatte sich die Mykose in Form eines Ausflusses „ausgeschwemmt". Das Gleiche passierte noch zweimal im Laufe derselben Woche. Danach sind alle meine Mykose-bedingten Probleme wie Juckreiz und Ausfluss verschwunden. Nach Therapie-Ende ließ ich mir von meinem Arzt einen Abstrich machen und der war negativ – ich hatte keine Mykose mehr. Während der gesamten Anwendungen konnten Vaginalzäpfchen vermieden werden. Ich danke Ihnen noch einmal für Ihre Hilfe." Nachdem ich mehr Details über den Verlauf wissen wollte, antwortete Sie Folgendes: „Ich fühle mich psychisch besser, es sieht so aus, als ob sich meine Krampfadern reduziert hätten und die Schwellung meines Knöchels ist ebenfalls zurückgegangen. Mein Heißhunger auf Süßes ist auch verschwunden, oder besser gesagt, ich kann Süßigkeiten problemlos meiden. Das Präparat habe ich so angewendet, wie Sie vorgeschlagen haben (siehe oben). Jetzt mache ich mit einem autopathischen Präparat aus nicht abgekochtem Atem mit 3 Litern Wasser weiter – je nach Gefühl entweder 1x oder 2x wöchentlich. Das werde ich bis zur Geburt meines Kindes beibehalten. Wie ich danach weitermache, weiß ich noch nicht. Vielleicht weiß ich nach der Geburt mehr. Insgesamt fühle ich mich leichter (trotz des großen Bauches) und irgendwie nicht mehr so „sauer". Ich habe auch bessere Harnwerte, vor allem hinsichtlich pH-Wert und Glukose. Ich denke, dass die Mykose schon in der ersten Woche verschwunden ist. Ich habe nur weitergemacht, damit sie nicht mehr zurückkommt."

Nachfolgend *der Fall einer Frau mit Diagnose Schizophrenie.* Sie hatte Beklemmungs- und Angstgefühle und litt unter Wahrnehmungsänderungen. Sie fühlte sich schlapp, unsicher, panisch und ohne Sinn. Nach Anwendung der autopathischen Potenzen aus drei, viereinhalb und sechs Litern fühlte sie sich ein wenig besser. Die Panikzustände reduzierten sich auf einmal pro Woche und waren auch weniger stark. Wir gingen dann auf eine 7,5 Liter Verdünnung 1x pro Woche und mit Wodka sterilisierten Speichel über. Daraufhin fing sie an, stark zu schwitzen. Morgens hatte sie auch regelmäßig einen wässrigen Stuhlgang – eine klare Reinigungsreaktion. Sie schrieb mir Folgendes: „Letzte Woche fühlte ich mich viel besser, vor allem was Vitalität, Unternehmungslust und Energie betraf." Ihre Panikattacken oder die veränderte Wahrnehmung, Angst und Müdigkeit usw. erwähnte sie gar nicht mehr. Nach ein paar Wochen wendete sie das Präparat aus abgekochtem Speichel verdünnt mit 12 Litern und nach einem Monat verdünnt mit 24 Litern an. Ihr Zustand verbesserte sich während der weiteren Monate markant.

Bei dem sterilisierten Präparat ist die Schnelligkeit der Reaktion auffällig. Sobald sich der Organismus gereinigt hat, wird das Hindernis beseitigt und der Heilungsverlauf beschleunigt sich.

Weitere Fälle

Ein Mann, 50, schrieb mir Folgendes: „Mein aktueller Zustand gleicht einem Burn-Out-Syndrom. Ich leide unter totaler Erschöpfung. Ich schwitze bereits bei leichten Anstrengungen, komme leicht außer Atem, bin ständig hungrig, esse zu viel und nehme zu. Ich schnarche und erhole mich beim Schlafen nicht. Meine Nase ist ständig zu. Ich habe starke Blähungen und leide unter Fußpilz." Die Symptome entsprechen einer Candida-Erkrankung wie aus dem Lehrbuch. Meine Empfehlung: Drei Tage hintereinander wiederholte Anwendung des abgekochten Speichels, verdünnt mit einem Liter Wasser. Danach drei Tage hintereinander mit zwei Litern Wasser verdünnen, immer morgens nach der Bedienungsanleitung. Danach jeden zweiten Tag mit drei Litern Wasser verdünnen. Dann wöchentliche Anwendung und die Verdünnung auf 4 Liter erhöhen. Seine E-Mail Nachricht nach der Beendigung der Kur: „Am Sonntag vor eine Woche habe ich den gesamten Zyklus beendet. Wie sie empfohlen hatten, habe ich nach der Anwendung mit 4 Litern aufgehört. Während der ganzen Zeit fühlte ich mich ausgezeichnet." All seine chronischen Beschwerden verschwanden. Nur kurz litt er unter Rückenschmerzen, was ein altes Umkehrsymptom war.

Ein älterer Mann mit einem Prostatakarzinom. Der Tumor hatte sich bereits in die Blase ausgebreitet. Er hatte Schmerzen, sein PSA-Wert war mit 36 sehr hoch. Er hatte eine Chemotherapie und Bestrahlungen hinter sich und nahm zahlreiche Medikamente. Eineinhalb Monate nachdem ich ihm empfohlen hatte, den Speichel mit Spiritus zu sterilisieren und zu verdünnen und täglich anzuwenden, hatten sich seine Schmerzen beim Wasserlassen wesentlich reduziert. Nachts hatte er überhaupt keine Beschwerden mehr. Die Krebsmarker verbesserten sich deutlich, im Laufe eines Monats sanken sie 45x auf 0,8. Sein psychischer Zustand und seine Lebensenergie besserten sich. Dann gingen wir auf die Methode Abkochen über. Seine Prostata, die vor der Behandlung vergrößert war, hatte nun wieder eine normale Größe. CT und MRT-Untersuchungen konnten keinen Tumor mehr nachweisen.

Ein Mann um die Fünfzig. Nach einer Bronchitis-Entzündung litt er schon eineinhalb Jahre an einem chronischen Husten, den

227

er mit Cortison-Medikamenten behandelte. Er hustete oft ab. Die Beschwerden verschlechtern sich regelmäßig beim Übergang von der Kälte in die Wärme. Bei größeren Temperaturveränderungen bekam er regelmäßig Kopfschmerzen. Sein Gesicht war angeschwollen. Auf dem Gesäß hatte er einen Ausschlag. Bei einer ärztlichen Untersuchung wurde Asthma diagnostiziert. Meine Empfehlung: Drei Tage hintereinander das autopathische Präparat aus einem mit Spiritus sterilisierten Speichel, verdünnt mit 3 Litern Wasser jeden Tag; danach ein nicht sterilisiertes Präparat aus Atem einmal in zwei Wochen anwenden. Die Kontrolle nach fünf Wochen ergab: Er führte die Anwendung wie empfohlen durch, ausgenommen drei Wochen nach dem Beginn der Kur, als er noch einmal ein Präparat aus sterilisiertem Speichel angewendet hatte. Danach wendete er wieder das Präparat aus dem Atem an. Das Abhusten war verschwunden, seine Hauptbeschwerde war damit beseitigt. In den ersten Tagen nach Beginn der Kur verschlimmerte sich der Husten wieder – ein klares Zeichen der Heilungskrise. Die Überempfindlichkeit auf Temperaturschwankungen war aber fast verschwunden, sein Ekzem war deutlich besser und er fühlte sich um dreißig Jahre jünger, wie ein Zwanzigjähriger.

Meine Erfahrungen mit abgekochtem Speichel zeigten klar, dass diese Präparate im Vergleich zur Sterilisation mit Alkohol deutlich verlässlichere (ich bin in Versuchung eher das Wort „verlässliche") Ergebnisse aufwiesen. Die gelegentliche Unzuverlässigkeit beim Sterilisieren mit Spiritus kann ich an einem Fallbeispiel illustrieren:

Frau um die Dreißig. Seit ihrer Pubertät litt sie an starker Akne. Ihre Hautärztin empfahl ihr, dagegen die Antibabypille zu nehmen. Doch die nahm sie schon seit Jahren, ohne dass ihre Akne dadurch besser geworden wäre. Ansonsten war sie gesund, manchmal hatte sie Rückenschmerzen. Früher litt sie unter einer Chlamydien-Infektion. Deswegen konnte sie lange nicht schwanger werden. Schließlich hatte es mit dem Baby doch noch geklappt. Meine Empfehlung lautete: den morgendlichen Speichel mit Wodka vermischen, mit einem Liter Wasser potenzieren und 6 Tage hintereinander anwenden. Nachher das Gleiche ein Mal wöchentlich anwenden, aber mit drei Litern Wasser verdünnen. Die Kontrolle nach zwei Monaten ergab: Ihre Akne hatte sich vor allem auf Rücken und Dekolletee verschlechtert. Ich empfahl ihr nun, das Präparat aus Atem verdünnt mit 6 Liter Wasser ein Mal in zwei Wochen einzunehmen. Zwei Monate danach schrieb sie mir ein E-Mail, dass sie leicht verzweifelt sei, da sich ihre Akne nun auch auf ihre Hände ausgebreitet hätte, es insgesamt schlechter geworden wäre. Das Vertrauen in meine Therapie hatte sie nur deshalb nicht verloren, weil sich ihre beste Freundin erfolgreich mit Autopathie behandelt hatte. Meine neue Empfehlung: einmal wöchentlich ein autopathisches Präparat aus dem abgekochten Speichel verdünnt mit 6 Liter Wasser anwenden. Nach einem Monat meldete sie sich wieder: ihre Akne im Gesicht sei wesentlich besser geworden, in den unteren Partien dauerte sie aber noch an (die Heilung schreitet nach dem Hering'schen Gesetzen fort: von oben nach unten, also richtig). Ich empfahl ihr das Gleiche nun mit 9 Liter Wasser verdünnt einmalig anzuwenden. Daraufhin verschlechterte sich ihre Akne zuerst wieder, aber während des darauffolgenden Monats verschwand sie von weiteren Körperteilen. Bei ihrem letzten Besuch berichtete sie, dass dieser ausgezeichnete Zustand andauerte, lediglich während ihrer Periode trat die Akne ganz leicht erneut auf. Das Erscheinungsbild ist aber viel besser, als es seit ihrer Pubertät jemals war. Ich möchte hier anmerken, dass Akne nicht nur eine oberflächige Hauterkrankung, sondern auch ein Ausdruck einer inneren Unordnung sein kann. Eine gewöhnliche allopathische Therapie und auch Homöopathie kann daher oft keine nachhaltige Heilung bringen.

Eine jüngere Frau, die sich nach dem Bruch ihrer konfliktreichen und unglücklichen Beziehung *alleine fühlt*. Auch wegen ihrer aufbrausenden Art Leute anzufahren, sobald sie sich nur ein bisschen bedroht fühlte, war sie gesellschaftlich isoliert. Außerdem litt sie an einem Kindheitstrauma, da sie mit ihrer schizophrenen und diktatorischen Mutter in einer feuchten, schimmeligen Souterrainwohnung hatte zusammen leben müssen. Die ersten zwei Jahre der autopathischen Behandlung brachten ihr bereits einige wesentliche Verbesserungen. Sie fand z.B. eine bessere Arbeit, ihre Konflikte mit der Umgebung legten sich und sie fühlte sich insgesamt besser. Als wir temporär auf ein homöopathisches Mittel umgestiegen waren, bekam sie starke Rückenschmerzen und Atemnot, worunter sie früher gelitten hatte. Dazu kam ein noch stärkeres Gefühl der Isolation, gepaart mit Müdigkeit und Schlaflosigkeit. Nachdem sie mir diese schlechten Nachrichten überbracht hatte, empfahl ich ihr im Februar 2010 das autopathische Präparat aus abgekochtem Speichel verdünnt mit 6 Litern Wasser einmal pro Woche anzuwenden. Nach nicht einmal zwei Monaten berichtete sie mir, dass sie das Präparat nur 2x angewendet hätte. Nach der ersten Dosis fühlte sie sich ziemlich schlecht, sie war gestresst und nervös und hatte eine lange Menstruation. Nachher stellte sie sich das Präparat zum zweiten Mal her und dann passierte etwas, was sie zuvor noch nie erlebt hatte: sie verliebte sich und begann eine glückliche Beziehung. In dem Moment hörten alle ihre physischen und psychischen Probleme auf. Auch ihre Menstruation normalisierte sich.

Eine junge Dame mit Alopezie – starkem Haarausfall, besser gesagt mit einer Glatze. Ihren Fall habe ich bereits an anderer Stelle geschildert – ihre Eltern brachten ihr damals das Wasser von einer Naturquelle und verdarben dadurch das Präparat. Nach der autopathischen Behandlung mit dem nicht abgekochten Speichel hatte sich bei ihr alles normalisiert. Aber, nach einem Jahr kehrte ihr Haar-Problem zurück. Sie konsultierte einen autopathischen Berater und erhöhte allmählich die Potenz, aber ohne Ergebnis. Ihr Haarausfall dauerte an, sie hatte fast keine Haare mehr. Andererseits blieb sie von den Beschwerden wie dem starken Ekzem, das sie vor der Autopathie hatte, verschont. Im April 2010 kam sie erneut zu mir. Ich empfahl ihr das autopathische Präparat aus dem abgekochten Speichel, verdünnt mit 6 Liter Wasser einmal in der Woche anzuwenden. Die Kontrolle nach zwei Monaten ergab: ihr Zustand hatte sich gebessert, ihre Haare fielen nicht mehr aus und wuchsen gleichmäßig nach.

Einige Autoren, die sich mit Hefepilzen befassen, sind überzeugt, dass Haarausfall und Schuppen vor allem auf Candida-Erkrankungen zurückzuführen sind. Aber Autopathie muss nicht so intensiv nach den Ursachen suchen. Wir wissen nämlich, dass es immer nur die eine Ursache gibt: die Störung des Flusses von Vitalkraft, Prana oder Qi (verschiedene Kulturen bezeichnen dieses feine Lebensprinzip unterschiedlich). Wenn die Ebene des Menschen, die ihn mit dem Universum verbindet, gestört ist, ist er geschwächt und kann daher leicht Opfer von Bakterien, Viren oder Parasiten werden. Ist die Vitalkraft in Ordnung, verschwinden auch die Parasiten.

Eine junge Mutter zweier Kinder. Obwohl sie im Grunde gesund war und in gesicherten Verhältnissen und in einer glücklichen Beziehung lebte, litt sie unter negativen Gedanken. Sie konnte dies zwar nicht ganz exakt beschreiben; aber dies bereitete ihr Kummer. Vor zwei Jahren hatte sie ein Buch über die Kraft der negativen Gedanken und wie sich diese materialisieren können. Das hatte sie aufgeschreckt. Sie probierte die cranio-sacrale Therapie aus, dadurch wurde aber alles schlimmer. Die negativen Gedanken gelesen kamen immer öfter. Die Familienverhältnisse verschlechterten sich dadurch. Zuerst behandelte sie sich autopathisch selbst und wandte niedrige Potenzen an, die ihr für kurze Zeit auch halfen. Aber dann kamen die Probleme wieder. Da ich vorher ihre beiden Kinder von einem Ekzem geheilt hatte, wandte sie sich schließlich an mich. Laut meiner Interpretation befand sie sich in einer sonderbaren spirituellen Krise: sie fühlte sich schlecht und hatte negative Gedanken und wusste nicht warum. Sie hatte Angst, aber wusste nicht wovor. Sie dachte ständig daran, dass ihr Kind in das Schwimmbecken im Garten fallen könnte, obwohl es sicher abgesperrt war. Das konnte man logisch nicht mehr begründen. Deshalb nahm ich an, dass die Störung ihrer feinen Vibrationen wahrscheinlich sehr tief lag und empfahl ihr die Verdünnung des reinen Atems mit 25 Litern (Potenz 1M). Das brachte ihr für einen Monat eine gewisse Erleichterung bei ihren Angstgefühlen. Bald kamen aber die negativen Gedanken wieder zurück. Zwangstätigkeiten wie Unruhe und Angst, Ausfluss und Lust auf Süßes tauchten wieder auf. Das deutete ganz klar auf eine Candida-Infektion hin. Meine weitere Empfehlung daher: einmalig das autopathische Präparat aus abgekochten Speichel mit 25 Litern Wasser verdünnen und anwenden. Nach einem Monat berichtet sie Folgendes: am zweiten Tag nach der Anwendung bekam sie eine Krise, die sich bis zum 5. Tag weiter steigerte. Sie war schwindlig, litt an Übelkeit und musste oft weinen. Einen Tag musste sie überhaupt im Bett bleiben. Nachher aber verschwanden alle psychischen und physischen Probleme sehr schnell wieder und so blieb es auch nach drei Monaten.

Mann über sechzig, Künstler. Vor zwei Jahren war bei ihm ein Dickdarmtumor entdeckt und chirurgisch entfernt worden. Einen Monat vor dem Besuch bei mir war bei einer Kontrolluntersuchung ein neuer Tumor 25x50 mm im kleinen Becken und zwei Metastasen in der Lunge (26x30 mm auf der rechten Seite und eine 24 x 25 mm) nahe des Brustfells festgestellt worden. Seit kurzem hustete er leicht. Sonst fühlte er sich ganz gut, abgesehen von den Ängsten, die ihn plagten. Die Ärzte vermuteten, dass der Krebs die Tendenz hätte, sich in das Skelett zu verbreiten. Sein Vater war an Krebs gestorben, seine Mutter war dagegen 96 und bei voller Gesundheit. Meine Therapie-Empfehlung: Morgens Speichel mit Spiritus sterilisieren und in der autopathischen Flasche mit 1 Liter Wasser verdünnen und anwenden. Jeden Abend abwechselnd Lycopodium 30 (eine spezielle Arznei gegen Lungenkrebs) und Carcinosinum 30. Weitere Empfehlung: den pH-Wert des Speichels absenken und zwar durch veränderte Essgewohnheiten, Soda-Einnahme (4x täglich einen halben Teelöffel Soda aufgelöst in Wasser) und bis zu 3 Litern Flüssigkeit pro Tag. Zucker und süße Speisen unbedingt meiden. Zucker ist die Hauptnahrung der Krebszellen, die lt. Dr. Simoncini von der Tätigkeit der Hefepilze, vor allem von Candida Albicans, abhängig sind. Sein erster Besuch war Ende November und der zweite 3 Wochen später. Mein Klient berichtete Folgendes: Seine Angstzustände hatten sich gebessert, er fühlte sich lockerer und dachte nicht an seine Krebserkrankung. Das jüngste Lungen-CT ergab, dass sich der kleinere Tumor um 1 mm vergrößert hatte. Ein Vordringen in das Skelett wurde aber nicht festgestellt. Mein Patient hielt sich an meine Empfehlung. Vier Mal am Tag trinkt er Wasser, vermischt mit einem halben Teelöffel Soda. 5 Tage nach dem Beginn der Kur litt er an einem stark juckenden Ausfluss nach dem Stuhlgang (ein Detoxikationssymptom in der Form von Ausschwemmung der Hefepilze), der aber rasch verschwand. Das Abhusten war auch weg. Irrtümlich hatte er die homöopathischen Präparate schon 2 Stunden nach der autopathischen Anwendung genommen anstatt erst am Abend. Sein Bluttest ergab, dass die Werte für Trombozyten, Leukozyten, Glykämie und Sedimentation über der Norm lagen. Ich empfahl ihm, die Kur in gleicher Weise fortzusetzen, aber darauf zu achten, dass er die homöopathischen Mittel erst am Abend nimmt. Die nächste Kontrolle wurde einen Monat später festgelegt. Zu diesem Zeitpunkt hatte er mit der Chemo schon begonnen und litt an Appetitlosigkeit und manchmal an Übelkeit, vertrug sie aber besser als die Ärzte vorhergesagt hatten. Nach der Lungenspiegelung hustete er eine Woche lang Blut, die Atmung bereitete ihm aber keine Schwierigkeiten. Empfehlung: autopatisches Präparat aus abgekochtem Speichel, verdünnt mit einem halben Liter Wasser, immer morgens, am Abend abwechselnd die o.g. homöopathischen Mittel, je eine Tablette.

Kontrolle in einem Monat: Er hatte alles so durchgeführt, wie ich es ihn empfohlen habe. Er bekam alle zwei Wochen eine Chemotherapie. Er hatte ungefähr die Hälfte der Prozedur hinter sich. Die 4. Chemo-Behandlung sollte bald folgen. Nach der letzten Chemo litt er 3 Tage lang an Übelkeit. Dann fühlte er sich besser und hatte Appetit. Empfehlung: Die Verdünnung des gekochten Präparates sollte auf 1 Liter erhöht und jeden Morgen angewendet werden. Er sollte besonders darauf achten, vor dem Spucken ordentlich abzuhusten. Alles andere blieb gleich wie zuvor. Kontrolle nach weiteren 6 Wochen: Die letzte Chemo vor zwei Wochen hatte ihn physisch und psychisch „absolut erledigt". Es war die sechste von insgesamt zwölf Behandlungen. Fünf Tage lang konnte er weder essen, noch trinken. Er entschied sich, die Chemotherapie nicht weiter fortzuführen und bat um eine CT-Untersuchung. Er kam mit dem ärztlichen Befund noch am selben Tag zu mir und präsentierte mir freudig das folgende Ergebnis:„...Schlussfolgerung: zurzeit finden sich weder Herde des Glukose-Hypermetabolismus noch strukturelle Läsion, die das Vorhandensein einer sichtbaren Neoplasie eindeutig bestätigt." Kurz gesagt bedeutet das, dass mittels CT nicht einmal ein Schatten an den Stellen der ursprünglichen Tumore gefunden wurde. Eine Blutuntersuchung zeigte ebenfalls, dass alle Werte, die vorher die Norm überschritten hatten, nun normal waren (was bei einer gerade durchgeführten Chemo üblicherweise nicht passiert): Thrombozyten, Leukozyten, Glykämie und Sedimentation, die Krebsmarker waren ebenso in der Norm. Er war also medizinisch gesund. Die Ärzte waren genauso wie mein Patient überrascht und konnten sich das nicht erklären. Sie deuteten an, dass die ursprüngliche Diagnose vielleicht nicht richtig gewesen sein könnte, empfahlen aber dennoch die Fortsetzung der Chemotherapie. Das wollte mein Patient aber keinesfalls. Ich empfahl ihm die Fortsetzung der Autopathie und Homöopathie wie bisher. Eineinhalb Monate später bei der nächsten Kontrolle: Er fühlte sich gut und hatte keinerlei Beschwerden. Empfehlung: Er sollte nun das homöopathische Mittel absetzen und nur noch das autopathische Präparat aus abgekochtem Speichel verdünnt mit zwei Liter jeden zweiten Tag anwenden. Bei der Kontrolle nach weiteren eineinhalb Monaten: Er war sehr gut gelaunt, lachte und berichtete, dass er Frankreich bereist und dabei auch den einen oder anderen Calvados über den Durst getrunken hätte. Bei der Onkologie hatte er seit Abbruch der Chemotherapie nicht mehr vorbeigeschaut und wollte auch

nicht mehr hingehen. Meine Empfehlung: Autopathisches Präparat aus abgekochtem Speichel verdünnt mit 3 Litern einmal
pro Woche anwenden. Ich denke, dass sich Dr. Simoncini freu-
en würde. Die Hefepilze suchen indessen ihren Wirt woanders.

Eine junge Mutter kam mit ihrem Sohn zu mir. Sie war vor
acht Jahren wegen eines Ganzkörperekzems in meiner Praxis,
das durch autopathische Behandlung ausgeheilt werden konnte. Ihr Sohn war erblich belastet und litt unter derselben Krankheit. Sie hatte bereits versucht, ihn mit potenziertem Speichel
zu behandeln. Das Ekzem besserte sich zwar, fiel aber immer
wieder in den alten Zustand zurück. Ich empfahl zunächst
eine höhere Potenzierung mit zwölf Litern. Aber es änderte
sich nichts. Ich empfahl daher das autopathische Präparat aus
abgekochtem Speichel, verdünnt mit 6 Litern Wasser einmal
pro Woche. Die Flasche tauschte ich zuvor gegen eine neue
aus, obwohl er sie noch keine drei Monate in Gebrauch hatte.
Dies ist immer dann notwendig, wenn die Verdünnung stark
reduziert wird – wie in diesem Fall von 12 auf 6 Liter, da im
Glas die höheren Potenzen gespeichert bleiben. Bei der Kontrolle eineinhalb Monate später wurde mir berichtet, dass das
Ekzem bald nach der Verabreichung des Präparates aus dem
Gesicht verschwunden war Die nässenden Stellen am Körper
waren am ausheiltn und die Krusten trockneten. In der Nacht
wachte er viel seltener auf als früher. Ich empfahl, mit der Autopathie genauso weiter zu machen wie bisher. Nach weiterer
eineinhalb Monaten meldete die Mutter, dass das Ekzem praktisch nicht mehr vorhanden wäre, sich nun aber in den letzten
Tagen auf seinem Körper und auf einer Hand eine raue Haut
gebildet hätte, die wie Gries ausschaute. Meine Empfehlung:
9 Liter aus abgekochtem Speichel einmalig anwenden. Nach 3
Monaten erhielt ich ein E-Mail von der Mutter mit der Nach-

richt, dass die Hautprobleme drei Tage nach der Verabreichung des Präparates verschwunden waren. Seitdem hat er keine Beschwerden mehr.

Eine junge hübsche Frau lebte bereits seit 4 Jahren mit der Diagnose Multiple Sklerose. Sie nahm Cortisonpräparate, war müde, depressiv und traurig. Beim Anamnesegespräch weinte sie. Vor ein paar Monaten hatte sie hohes Fieber gehabt. Seitdem war sie ständig müde. Vor kurzem hatte sie auch an einer Nebenhöhlenentzündung gelitten und hatte deshalb Antibiotika genommen. Ich empfahl ihr das autopathische Präparat aus dem abgekochten Speichel (vor dem Spucken stark abhusten), verdünnt mit 4,5 Litern einmal pro Woche. Die Kontrolle nach einem Monat ergab: Am Tag der Autopathie-Anwendung fühlte sie sich gut, hatte mehr Energie und war positiv. Sie nahm keine Cortison-haltigen Medikamente mehr. Sie hatte vor allem in der letzten Zeit auch wesentlich mehr Energie und musste nicht mehr so viel schlafen. Weitere Empfehlung: Autopathie 6 Liter, abgekochter Speichel. Kontrolle in 2 Monaten per E-Mail: ihre neurologischen Probleme wie das Kribbeln und die Erschlaffung der linken Hand waren besser geworden. Sie hatte weiterhin genug Energie. Anstatt wie vorher traurig zu sein, war sie nun vor allem morgens oft wütend. Wut sehe ich am Anfang der Behandlung als Zeichen einer erwachenden Vitalität, die noch nicht gebändigt werden kann. Sie nahm weiterhin keine Cortisonpräparate. Ich empfahl ihr, bis zu ihrer nächsten Kontrolle, die zwei Wochen später stattfinden sollte, keine Autopathie mehr anzuwenden. Dann berichtete sie Folgendes: Physisch fühlte sie sich gut und hatte keine Probleme. Vor allem bei der Arbeit war sie oft wütend und „explodierte" leicht – früher gab sie dagegen oft nach und unterdrückte ihre Gefühle und die Wut. Meine Empfehlung: Autopathie, gekochter Speichel, 9 Liter, einmalig. Die nächste Kontrolle fand erst drei Monate später statt. Während der gesamten Zeit war sie beschwerdefrei und nahm keine Medikamente. Zehn Tage vor der Kontrolle war sie aber einer Stresssituation ausgesetzt, als sie erfuhr, dass bei ihrer Schwester ebenfalls MS diagnostiziert worden war. Daraufhin bekam sie wieder das Kribbeln in der Hand. Die Beherrschung und Wahrnehmung der Hand reduzierten sich ebenfalls. Meine Empfehlung: Autopathie 9 Liter, gekochter Speichel, einmal bis zu der nächsten Kontrolle anwenden. Drei Wochen danach berichtete sie, dass sich nichts gebessert habe. Meine Empfehlung: Autopathie 12 Liter, gekochter Speichel. Kontrolle in 6 Wochen: Nun hatten sich ihre Probleme radikal verbessert. Sie konnte ihre Hände problemlos bewegen. Sie war nicht mehr schläfrig und müde und hatte genug Energie. Ihre Laune war gut. Bei der Kontrolle begrüßte sie mich mit den Worten „Alles ist gut". Sie nahm weder Cortisonpräparate noch andere Medikamente.

Im Mai 2008 kam eine Mutter mit ihrem damals *neunjährigen Sohn* zu mir. Bei dem Buben war im Alter von 6 Jahren ein atypischer Autismus diagnostiziert worden. Dazu hatte er eine mittelschwere Hörschwäche und musste ein Hörgerät verwenden. Er litt auch an trockenem Reizhusten. Er war dünn, konnte nicht kauen, weshalb sein Essen püriert werden musste und außer Milch oder Kakao trank er nichts. Er war ausgesprochen stur; wenn er irgendetwas nicht wollte, war niemand in der Lage ihn umzustimmen. Ich empfahl die Anwendung des autopathischen Präparates aus seinem Speichel in der homöopathischen Potenz 120 C. Im November berichtete sie mir, dass sein chronischer Husten für einige Monate verschwunden gewesen war, aber dann wieder angefangen hatte. Ich empfahl nun das autopatische Präparat aus Speichel in der Potenz 240 C. Ein halbes Jahr danach erfuhr ich von der Mutter, dass sie ihm kein Präparat zubereiten konnte, da er sich beständig weigerte in die Flasche zu spucken. Zu dieser Zeit hatte ich auch schon gute Behandlungsergebnisse mit dem Präparat aus potenziertem Atem. Also gab ich ihr den Tipp und die Anleitung, es einmal mit dem Atem ihres Sohnes zu probieren. Dabei sollte sie bei ihm die gleiche Potenz – also 240 C einmal im Monat anwenden. Diesmal gelang es ihr. Nach drei Monaten teilte sie mir mit, dass sich seine Autismus-Symptome reduziert und sich seine Kommunikationsfähigkeit und sein soziales Verhalten merklich verbessert hätten. Früher, wenn er frustriert war, trat er mit den Füßen und schrie, jetzt tat er das kaum noch. Gehörtests ergaben, dass sich auch sein Gehör verbessert hatte. Ich empfahl nun das AP aus Atem in der Potenz 360 C einmal im Monat. Kontrolle nach vier Monaten: Wegen Juckreiz riss er sich Augenbrauen und Wimpern am linken Auge aus. Die Autismus-Symptome waren weiter zurückgegangen. Ich empfahl eine jeden dritten Tag abwechselnde Anwendung mit der homöopathischen Arznei Silicea 30 C und dem auf 240 C potenzierten Atem. Nach drei Monaten berichtet die Mutter, dass sich daraufhin alles sehr schnell und positiv verändert hatte. Er war voller Energie, was sich auch in der Schule bemerkbar machte. Sein autistisches Verhalten reduzierte sich weiter. Er ging nun aktiv auf Leute zu und hatte viele Interessen. Er hustete nur wenig und wenn, dann nur morgens. Ich empfahl nun eine einmalige Verabreichung des AP aus *abgekochtem Speichel,* potenziert mit 9 Litern Wasser (360 C). Nach zwei Monaten erfuhr ich von der Mutter, dass seine Autismus-Symptome sich weiter reduziert hätten und die Kommunikation mit ihm noch besser geworden wäre. Kontrolle weitere drei Monate später: Seine Augenbrauen wuchsen nach, er riss sie sich nicht mehr aus. Während der Ferien hustete er nicht mehr.

Einmal bekam er einen Tag lang 38,5°C Fieber, dann bekam er einen starken Schnupfen, den er bei der Kontrolle immer noch hatte. Morgens hustete er wieder. Sein psychischer Zustand war sichtlich besser, er verhielt sich ruhig und war angenehm. Seine Hörfähigkeit hatte sich ebenfalls stark verbessert, in den Ferien hatte er sein Hörgerät ablegen können. Er bildete zusammenhängende Sätze, was er früher nicht konnte. In der Schule stuften sie ihn nun nicht mehr als Autisten ein. Ich empfahl ein AP aus abgekochtem Speichel in der Potenz 240 C, einmal alle zwei Wochen. Die letzte Information zu seinem Zustand erhielt ich nach zwei weiteren Monaten, im November 2010: Seine Wimpern und Augenbrauen waren komplett nachgewachsen, er hatte keinerlei Juckreiz mehr. Er war rundum gesund, hatte keine Infekte und war stets gut gelaunt. Sein Benehmen war insgesamt ruhig und in der Schule gab es keinerlei Probleme. Sein Hörgerät musste er nun überhaupt nicht mehr verwenden. Sein Hörvermögen hatte sich weitgehend regeneriert wie auch eine audiologische Untersuchung bestätigte. Früher war er nur mit sich selbst beschäftigt und hatte keine Freunde. Nun war er mit zwei Burschen befreundet, um die er sich auch kümmert. Er kommuniziert lebhaft mit seiner Umgebung. Und: seine Psychologin diagnostizierte nun **keinen** Autismus mehr. Ich empfahl die autopathische Anwendung zu beenden und erst bei einem neuerlichen Anlassfall ggf. wieder damit zu beginnen.

Mit dieser neuen Zubereitungsart habe ich zahlreiche gute Erfahrungen gemacht. Sie zeichnen sich aus durch eine relativ schnelle Besserung des Zustandes (bei Krankheiten, die als unheilbar galten). Ärztliche Tests, die bei zahlreichen meiner Patienten während der autopathischen Behandlung durchgeführt wurden, bestätigen den Rückgang der Mikroorganismen, die zuvor dem Heilungsprozess im Weg gestanden hatten. Daher empfehle ich nun generell allen Patienten, von Beginn an die Detoxikationsmethode, d.h. das Abkochen des autopathischen Präparates aus Speichel oder Atem anzuwenden, besonders aber denen, die an irgendeiner Autoimmunerkrankung leiden oder deren Heilungsprozess sich aus irgendeinem Grund verlangsamt hatte oder gar stehen geblieben war. *Bei der Selbstbehandlung chronischer Krankheiten sollte die Zubereitungsart aus abgekochtem Speichel (oder des Atems – siehe weiter) immer zu Beginn angewendet werden.* Bei Selbstbehandlung sollte dazu das Präparat aus abgekochtem Speichel in einer niedrigeren Potenz von 1-6 Litern (40 – 240 C), je nach Vitalitätsgrad, mindestens drei Mal in einem regelmäßigen Intervall wiederholt werden. Die Festlegung der Potenz nimmt man wie im Kapitel *Individuelle Bestimmung der Potenz* vor. Potenzen von 1 – 2 Litern können bei lebensbedrohenden Erkrankungen und Zuständen täglich bzw. bis zu drei Mal am Tag angewendet werden. Eine Verdünnung mit 4,5 – 6 Litern wendet man normalerweise einmal pro Woche, bei stärkeren Beschwerden auch öfters an. Potenzen von 6 Litern und höher können auch einmalig angewendet werden. Danach beobachtet man die Entwicklung und wartet, solange die Besserung andauert. Falls sie stoppt oder gar eine Verschlechterung eintritt, wendet man die gleiche oder ggf. eine höhere Verdünnung an. Einige meiner Schüler berichteten, dass in manchen Fällen erst nach Anwendung einer Verdünnung von fünfundzwanzig Litern und mehr eine Verbesserung eingetreten wäre, dass es aber notwendig gewesen wäre, diese durch eine langsame Anhebung der Potenz zu erreichen. Bei anderen wiederum reichten bereits Potenzen von 1 – 6 Litern aus, um den gewünschten Besserungseffekt zu erzielen.

Der potenzierte und abgekochte Speichel oder Atem

bewährte sich auch bei akuten Zuständen, z.B. im Falle von fieberhaften Erkrankungen bei Kindern. In solchen Fällen empfehle ich meistens die stündliche oder einmalige Verabreichung des AP in einer Potenz aus sechs Litern.

Abgekochter Atem

Die bisher neueste Herstellungsmethode des autopathischen Präparates, die sich logisch aus den vorherigen Herstellungsmethoden entwickelt hat, ist die aus abgekochtem Atem. Ich sehe sie zurzeit als die wirksamste an. Einige meiner Patienten, ob sie neu oder schon länger zu mir kommen, berichten begeistert von ihren Erfahrungen mit dem AP aus abgekochtem Atem. Sie verspüren einen starken Schub in Richtung Gesundheit, Normalität und Fröhlichkeit. Manchmal sogar sofort. Häufig treten das Gefühl der gesteigerten Energie und eine Linderung psychischer Probleme gleich nach der Anwendung auf. Außerdem wirkt die Methode ausgezeichnet sowohl bei niedrigeren Potenzen (1- 6 Liter), als auch bei hohen (12 – 25 Liter). Das AP aus abgekochtem Atem hilft vor allem bei psychischen Beschwerden und Erkrankungen. Aber auch bei körperlichen Beschwerden wie autoimmunen Erkrankungen, Venenproblemen, Gelenksschmerzen, Schilddrüsenproblemen, Boreliose wirkt diese Methode gut.

Eine Frau um die Vierzig litt seit 15 Jahren an täglichen Rückenschmerzen, die so stark waren, dass eine normale Lebensführung für sie unmöglich war. Sämtliche Röntgenuntersuchungen fanden aber keine Ursache. Im vergangenen Jahr spürte sie außerdem noch ein Brennen auf der Brust. Sie war verkühlt, hatte Schnupfen und hustete. In den letzten eineinhalb Jahren hatte sie laufend Probleme mit ihrer Wohnsituation und nahm in der Zeit 30 Kilo zu. Sie wollte nirgendwohin gehen, weil sie sich hässlich vorkam. Sie hatte ständig einen unstillbaren Hunger und große Lust auf Süßigkeiten. Das Gefühl steigerte sich mit dem Essen noch. Das heißt, je mehr sie aß, umso größer wurde auch ihr Hungergefühl. Anders beim Trinken. Sie hatte nämlich fast kein Durstgefühl und trank daher sehr wenig. Ihr Körper war entsprechend übersäuert, der pH-Wert ihres Speichels lag unter 6. Noch dazu machte ihr ein Ausfluss zu schaffen, der durch Hefepilze verursacht war. Sie musste ständig gegen Selbstmordgedanken ankämpfen. Ich empfahl ihr, das autopathische Präparat aus abgekochtem Speichel verdünnt mit 6 Litern einmalig anzuwenden. Kontrolle nach zwei Monaten: Das Brennen auf der Brust hatte sich gebessert. Die Gedanken an Selbstmord waren schwächer geworden. Aber sie wurde von unglücklichen Zufällen heimgesucht. Die Lust auf Süßigkeiten und die Vorwürfe, die sie sich wegen ihres Gewichtes machte, bestanden weiterhin. Dieser Zustand dauerte mit Schwankungen bis zur Kontrolle. Dann empfahl ich ihr, das Präparat aus abgekochtem Atem verdünnt mit 7,5 Litern anzuwenden. Vierzehn Tage später verspürte sie plötzlich keine Lust mehr übermäßig zu essen und hatte auch kein Verlangen nach Süßigkeiten mehr. Sie bekam normal Durst und trank mehr. Innerhalb von drei Wochen verlor sie mühelos 4 Kilo Gewicht. Psychisch fühlte sie sich nun ausgezeichnet wie seit Jahren nicht mehr. Und ihr Rücken machte ihr auch keine Beschwerden mehr.

Ein athletischer Mann, 39, hatte seit zwölf Jahren Colitis Ulcerosa – eine chronische Dickdarmentzündung und nahm seither Kortisonpräparate. Seit elf Jahren hatte er einen chronischen Schmerz in der Beckengegend. Er hatte fünfzehn flüssige und blutige Stuhlgänge am Tag. Er organisierte seine Wege so, dass immer eine Toilette erreichbar war. Er hatte starke Blähungen, die manchmal mit Stuhl einhergingen. Nachdem er mein Buch über Autopathie gelesen hatte, hatte er vor zehn Monaten mit der autopathischen Selbstbehandlung begonnen. Er hat zuerst AP aus Speichel, verdünnt mit einem Liter Wasser täglich angewendet, dann erhöhte er auf drei Liter, später kochte er den Speichel ab und potenzierte ihn mit 3 Litern. Seitdem erlebte er Zeitabschnitte, die ihm große Erleichterung brachten. Die Krankheitssymptome kamen aber immer wieder zurück, aber in einer geringeren Intensität als zuvor. Als er im August 2010 zum ersten Mal zu mir kam, hatte er nur noch 2x täglich Stuhlgang, der aber noch Schleim und Blut enthielt und es passierte ihm nach wie vor, dass mit den Blähungen auch Stuhl entwich. In der Beckengegend und im Knie hatte er dauernd Schmerzen. Ich empfahl ihm morgens das autopathische Präparat aus abgekochtem Speichel, verdünnt mit 1 Liter, und am Abend aus abgekochtem Atem in der gleichen Potenz anzuwenden. Im Lauf der folgenden zehn Tage beruhigten sich die Symptome der Krankheit, im Stuhl gab es keinen Schleim mehr und die Schmerzen gingen zurück. Die Änderung war radikal. Nach drei Wochen Besserung tauchte der Schleim im Stuhl wieder auf. Meine Empfehlung: Täglich das Präparat aus abgekochtem Speichel verdünnt mit 2 Litern morgens und abends mit Atem anzuwenden. Er experimentierte auch mit einem Präparat aus abgekochtem Schleim. Einen Monat später berichtete er, dass er bei Blähungen keinen Stuhl mehr verliert und seit zehn Tagen auch kein Blut mehr im Stuhl vorfindet. Der Stuhl ist fester, ein bis zweimal täglich, manchmal muss er den ganzen Tag nicht auf die Toilette. Der Schmerz im Becken dauert aber noch an. Meine Empfehlung: AP aus 3 Litern, abgekochter Atem einmal pro Woche. Nach einem Monat ist sein

Zustand stabil, er hat einen normal geformten Stuhl, einmal am Tag. Morgens verspürt er zwar immer noch einen leichten Schmerz in der Beckengegend; aber nach dem Stuhlgang verschwindet er wieder. Er fühlt sich ausgezeichnet und gesund.

Frau M. habe ich nie persönlich kennen gelernt, sondern tauschte mit ihr nur folgende E-Mails aus, die ich mit ihrer Zustimmung nachfolgend veröffentliche, damit allen mit einem ähnlichen Leiden auch geholfen werden kann.

19.11.2011
Sehr geehrter Herr Cehovsky,
ich bitte Sie um Ihren Rat. Seit mehreren Jahren kämpfe ich mit einem *atopischen Ekzem*. Als Kind litt ich mehrmals an Ohrenentzündungen und wurde jedesmal mit Penizilin behandelt, bis ich darauf allergisch wurde. Das Ekzem trat erstmals zwischen meinem dritten und zehnten Lebensjahr auf. Die Behandlung erfolgte mit Salben, Kortisonsalben wurden aber möglichst wenig angewendet. In meiner ersten Schwangerschaft vor vier Jahren, kam das Ekzem wieder zurück und breitete sich über meinen gesamten Körper aus. Bisher versuchte ich es mit Kräutersalben, Detoxikation, Homöopathie und Diät in Schach zu halten, mein Zustand wurde dadurch aber nicht dauerhaft besser. Bei geringstem Stress tritt eine Verschlechterung ein. Jetzt bin ich auch wieder schwanger.

Auf Ihren Internetseiten erfuhr ich über Autopathie. Ich weiß aber nicht, was für mich besser ist – der Atem oder der Speichel, soll ich ihn abkochen, wie viele Liter soll ich zur Verdünnung verwenden..? Die Vorgehensweise bei der Zubereitung in der autopathischen Flasche ist mir klar, ein wenig Wasser in die Wirbelkammer geben, hineinatmen, abkochen, Wasser durchlaufen lassen und auf die Stirn auftragen. Was ich nicht weiß ist, wie viele Liter man braucht und wie lang man es anwenden soll.

Vielen Dank für Ihre Zeit.

M.

21.11.2011

Guten Tag,

probieren Sie den gekochten Atem verdünnt mit 6 Liter, dann wenden Sie nach 14 Tagen einmal 9 Liter an und nach weiteren 14 Tagen 12 Liter *nicht* gekochten Atem. Warten Sie ab.

Grüße, J. C.

15.5.2012 (fünf Monate danach)

Sehr geehrter Herr Cehovsky,

ich weiß nicht, wie ich Ihnen danken soll! Dank der Methode, die Sie mir empfohlen haben, verschwand mein Ekzem völlig und zwar von meinem ganzen Körper! Ich weiß wirklich nicht, wie ich mich bei Ihnen bedanken soll, ich schätze Ihre Hilfe enorm. Sie brachten mich wieder zurück ins Leben. Bevor ich Ihnen schrieb, hatte ich das Ekzem auf meinem ganzen Körper, vor Schmerz konnte ich nicht schlafen. Ich war von den Salben eingefettet, an manchen Tagen konnte ich nicht einmal Unterwäsche anziehen, weil meine Haut so schmerzte. Ich befand mich mit meiner Tochter im Mutterschutz, mein Sohn geht in den Kindergarten. Ich war eine Ruine, die Pflege meiner Kinder überstieg während des gesamten letzten Jahres und dieses Jahr im Januar und Februar meine Kräfte. Manchmal kochte ich bis zu 40 Minuten Tee, weil ich die Hände von meinem juckenden Körper nicht losreißen konnte. Dazu kam noch der Schmerz meiner aufgekratzten Haut... Ich dachte damals, dass ich das ganze Leiden wahrscheinlich beenden würde, wenn ich die Kinder nicht hätte. Gerade während der schlimmsten Zeit wurde ich nochmals schwanger. In der Schwangerschaft litt ich immer am meisten. Ich konnte vor Schmerz oft nicht aus dem Bett steigen und hatte Depressionen... und jetzt noch ein ungeplantes Baby... In der zweiten Schwangerschaftshälfte verschlechterte sich mein Zustand noch mehr. Zu der Zeit raffte ich mich auf, schrieb an Sie und kaufte die Autopathische Flasche. Mein Glaube daran war nicht allzu groß, aber in meinem damaligen fürchterlichen Zustand versuchte ich alles, was nur irgendwie Abhilfe versprach...Im Nachhinein grämt es mich, dass ich Sie nicht schon früher kontaktiert habe, weil ich mir dadurch viel Schmerz hätte ersparen können. Zuerst besserte sich mein psychischer Zustand. Das Ekzem verschlechterte sich vorerst noch etwas, aber es hat mich nicht beunruhigt, da ich das Gefühl hatte, nun gesund zu werden. Ich hatte auch Ohrenschmerzen wie in meiner Kindheit, die aber nur etwa eine Stunde andauerten, danach waren sie weg...Nach der letzten von Ihnen empfohlenen Anwendung tat sich ca. 14 Tage nichts und dann plötzlich, ich werde es nie vergessen, wachte ich eines Morgens auf und mein Ekzem war ganz hell, ja kaum zu sehen und juckte nicht. Nach einer Woche war er spurlos verschwunden. Es war für mich wie ein Wunder. Meine Mutter, die mich in dieser Zeit sehr unterstützte und mit mir alles durchmachte, weinte vor Glück – wir weinten beide...

Heute habe ich 3 wunderschöne, gesunde Kinder, die ich nur autopathisch behandle. Meiner Tochter heilte ich auf dieser Weise einen Schnupfen und damit verbundene Mittelohrentzündung aus. Sie brauchte keine Antibiotika...

Ich versuche dieses Wunder zu verbreiten, aber viele Leute reagieren auf solch radikale Änderung der Behandlungsweise eher negativ und denken, dass ich verrückt bin. Kinder und Jugendliche sehen es interessanterweise anders... ich hoffe, dass es Grund zur Hoffnung ist. Viele Grüße und ich wünsche Ihnen im Leben nur das Beste und noch einmal Tausenddank!!!

M.

Alle oben genannten Personen und viele andere verwendeten folgende Bedienungsanleitung:

Herstellungsanleitung für ein autopathisches Präparat aus dem abgekochten Atem

Hinweis: Präparate, die abgekocht werden müssen, sind ausschließlich von erwachsenen Personen herzustellen.

Utensilien:
1) Autopathische Flasche aus feuerfestem Borquarzglas
2) Vom Berater oder im Buch empfohlene Menge (min. 1 Liter) an Wasser; fertig abgefülltes Quellwasser aus jedem Supermarkt, *ohne erhöhten Mineralstoffgehalt, ohne Zusätze und ohne Kohlensäure,* oder destilliertes oder filtriertes Wasser.
3) Gas-, bzw. Spiritusbrenner, Gas- oder Campingkocher, notfalls ein hochwertiges Feuerzeug oder eine Kerze.

Vorgehensweise:
1) Mindestens zwei Stunden vor der Herstellung nichts essen, trinken und nicht mit dem Mobiltelefon telefonieren. Das Gesicht und die Lippen müssen frei von Kosmetik oder Make-up Produkten sein. Am Vortag und am Tag der Anwendung keine Zigaretten rauchen.
2) Wenn man das Präparat für eine andere Person herstellt, muss man während der gesamten Dauer der Herstellung

einen Mundschutz tragen. Das gilt ab der Entnahme der Flasche aus der Verpackung und besonders währenddem der Patient in die Flasche atmet. Es dürfen keine Tröpfchen des Herstellers (z.B. durch Niesen, Sprechen oder Atmen) auf das Präparat übertragen werden. Es darf sich außerdem keine weitere Person in der Nähe aufhalten.

3)   Nach dem Auspacken hält man die Flasche so in der Hand, dass beide Röhrchen (jenes vom Trichter in die Wirbelkammer und das Abflussröhrchen) in einem Winkel von 45° nach oben zeigen, wie der Buchstabe V. Anschließend gießen wir eine kleine Menge Wasser zum Verdünnen in den Trichter, und zwar so viel bis die kugelige kleine Wirbelkammer im unteren Bereich der Flasche zur Gänze mit Wasser gefüllt ist. Das Wasser soll ca. 1 cm in beide Röhrchen reichen. Bitte die innere Seite des Trichters nicht berühren.

4)   Vor dem Einblasen des Atems holt man zuerst tief Luft, steckt dann das Ende des Ablaufröhrchens in ein Nasenloch, hält das andere zu und bläst den Atem langsam und kontinuierlich in die mit Wasser gefüllte Wirbelkammer hinein. Beim Hineinatmen bilden sich Luftbläschen. Das Röhrchen soll dabei leicht schräg gehalten werden, damit die Atemluft nicht entweichen kann. Dann macht man das gleiche mit dem anderen Nasenloch. Dann wiederholen wir den Prozess noch einmal. Insgesamt atmen wir viel Mal mit beiden Nasenlöchern in die Wirbelkammer hinein. Gleich danach bringt man den Inhalt der Wirbelkammer für ca. 1 Minute zum Kochen. Da sich das Glas stark erhitzt, sollte man die Flasche z.B. mit einer gefalteten Serviette halten. Bitte darauf achten, dass keines der Flaschen-Röhrchen auf uns (oder die andere Person) gerichtet ist, da das siedende Wasser daraus he-

rausspritzen kann. Anschließend stellen wir die Flasche auf den Rand des Waschbeckens mit dem unteren Abflussröhrchen in Richtung Abfluss und lassen den Inhalt der Wirbelkammer ca. 15 Sekunden auskühlen. Gleich danach gießen wir aus ca. 5 cm Höhe die vom Berater oder im Buch empfohlene Wassermenge in den Trichter hinein. Wir machen keine Pausen beim Eingießen – außer wenn wir eine Flasche geleert haben und eine neue nehmen müssen. Am besten ist es (aber nicht notwendig), wenn sich im Trichter ein Wasserspiegel bildet. Es macht nichts, wenn das Wasser überläuft.

5)   Gleich danach tragen wir mit dem unteren Abflussröhrchen den Inhalt der Wirbelkammer oder einen Teil des Inhaltes auf die Mitte der Stirn auf und verteilen es mittels Kreisbewegungen zwischen die Augenbrauen und den Nasenansatz, dorthin, wo sich das sechste Chakra befindet. Die Haut lassen wir dann trocknen. Die Applikation feinstofflicher Verdünnungen auf die Haut wurde schon vom Gründer der Homöopathie, S. Hahnemann, (*Organon der Heilkunst*) als geeignet befunden.

Die restlichen Punkte der Bedienungsanleitung sind mit der bereits angeführten vollständigen Bedienungsanleitung für die Zubereitung aus dem nicht abgekochten Atem identisch (siehe auch www.autopathie.de).

Prana (Qi, Vitalkraft, Dynamis) als Ausgangsstoff des autopathischen Präparates

Die neueste Methode der Herstellung des autopathischen Präparates habe ich erst vor kurzem entwickelt und bisher nur bei wenigen Personen angewendet. Sie ist noch im Versuchsstadium. Bei aller Zurückhaltung kann ich nach den ersten Anwendungen das folgende erste Fazit ziehen: Neun Zehntel der Personen, die diese Methode angewendet haben, reagieren außergewöhnlich positiv. Sollte sich das im weiteren Verlauf bestätigen, dann wäre dies selbst im Rahmen der Autopathie sehr beeindruckend. Schließlich ist die Autopathie ja selbst eine außergewöhnliche Heilmethode.

Vor kurzem war eine junge Teilnehmerin meiner Autopathiekurse bei mir. Ich hatte sie schon früher autopathisch behandelt. Bei ihren Anwendungen waren abgekochter Speichel und Atem mit bis zu 15 Litern Wasser verdünnt worden. Sie hatte keine ernsten Beschwerden. Aber sie wollte emotional ausgeglichener werden. Sie hatte großes Interesse daran, ein autopathisches Präparat anzuwenden, das man direkt aus dem Prana (Qi, Vitalkraft, Dynamis) herstellt. Das bedeutete also, dass kein körpereigenes Material zum Einsatz kommen sollte. Ich riet ihr zu der folgenden (neuen) Zubereitungsmethode: Geben Sie etwas Wasser in die Wirbelkammer der autopathischen Flasche, nur so viel, dass es nicht aus dem Abflussröhrchen heraus fließt. Halten sie dann die Flasche ca. 1 Minute auf dem Kopf dort, wo sich das siebente Chakra befindet und führen sie dann die weitere Potenzierung durch. Melden sie sich in drei Wochen.

Kurz danach erzählte ich einer *Kollegin* von dieser Aktion. Sie ist eine *Psychologin (35)*, die schon seit zwei Jahren Autopathie praktiziert. Sie wollte es sofort selbst ausprobieren.

Sie zeigte mir jedoch, dass ich hinsichtlich der Position des 7. Chakra im Irrtum war, denn das 7. Chakra befindet sich bei Erwachsenen 15 – 20 cm oberhalb des Kopfes und nicht nur 2 cm, wie ich dies der vorher erwähnten Patientin empfohlen hatte. Inzwischen hatte ich mir ägyptische Fresken angesehen, die dies bestätigen. Sie wendete eine höhere Potenz an.

Einen Monat später berichtete sie mir, dass sie in den ersten zwei Wochen nach der Anwendung emotional unausgeglichen und weinerlich war. Dann aber erreichte sie einen Zustand, den sie als „vollkommenen Freude" beschrieb. Weiter meinte sie: „Ich weiß nicht, ob mein Bewusstsein über die Vollkommenheit des Lebens seine Ursache im Präparat aus Prana hatte. Ich hatte schon vorher eine Ahnung von diesem Zustand. Jetzt aber empfinde ich dieses Gefühl viel intensiver." Einen Monat später hat sie mir ihr Gefühl persönlich genauer geschildert. Sie sagte mir, sie sei psychisch und emotional absolut ausgeglichen. Und dann sagte sie, dass sie davon überzeugt sei, *dass alles, was passiert, genauso sei, wie es sein solle.* Zum ersten Mal fühle sie, dass sie an sich nichts verbessern muss. Sie habe auch sonst keinerlei Beschwerden. Das erinnerte mich sehr an den „Zustand der Erfüllung", wie er in der Mahamudra, einer alten tibetischen Lehre beschrieben wird.

Danach traf ich wieder die Hörerin, der ich zuerst die neue Herstellungsmethode empfohlen hatte. Sie berichtete, dass bei ihr keine Änderung eingetreten wäre. Ich empfahl ihr eine neue Anwendung mit der gleichen Methode. Sie sollte die Flasche nun aber ca. 15 cm über dem Kopf halten. Sie machte es so, übertrieb aber mit 50 Litern Wasser die Potenzierung. Trotzdem fühlte sie 14 Tage lang eine „sonderbare Leichtigkeit und Behaglichkeit." Bei der nächsten Anwendung, mit der sie die Verlängerung der Wirkung erreichen wollte, reduzierte sie die Potenz auf angemessene 12 Liter.

252

In meinem Kurs für Fortgeschrittene berichtete ich über diesen Fall. Zwei Wochen darauf bekam ich von einer *Kursteilnehmerin* folgende E-Mail: „Ich habe nun Autopathie aus Prana probiert und die Wirkung war bei mir sehr ähnlich. Man fühlt sich, als ob einen nichts aus dem Gleichgewicht bringen könnte und verspürt totale Ausgeglichenheit und Ruhe." Dieses Gefühl setzt normalerweise 14 Tage nach der Anwendung ein, sie verspürte es allerdings sofort nach der Anwendung.

Mein *Kollege* Jan Matyas, der mit mir in unserer Beratungspraxis arbeitet, erzählte mir ebenfalls von der Wirkung dieser Methode, nachdem er sie eine Woche vorher bei sich selbst ausprobiert hatte. Zur Verdünnung nahm er 12 Liter Wasser. Die Wirkung des Präparates war ähnlich wie bei den beiden Frauen vorher. Er hatte sich vorher etwas müde und stets unter Zeitdruck gefühlt. Nun schien alles in Ordnung. Er fühlte sich total ausgeglichen und ruhig. So oder ähnlich berichteten mehrere Patienten, nachdem sie das AP aus Prana angewendet hatten. Es muss allerdings erwähnt werden, dass alle diese Personen bereits seit mehreren Jahren Autopathie angewendet und dabei hohe Potenzen (25 Liter und mehr) erreicht hatten.

Ein autistischer Junge mit Landau-Kleffner-Syndrom, einer desintegrativen Störung mit mentaler Retardierung, wurde bereits mehr als ein Jahr autopathisch behandelt. Er konnte mit seinen zwölf Jahren weder lesen noch schreiben. Er war sehr unruhig und stellte ständig allgemeine Fragen, ohne dass er die Antworten wahrnahm. Nach wiederholten autopathischen Anwendungen aus abgekochtem Speichel und Atem verbesserte sich sein Zustand. Seine Ärztin stellte fest, dass er keine desintegrative Störung mehr hatte und dass sich auch sein Verständnis und sein soziales Verhalten deutlich verbessert hätten. Nach und nach beruhigte er sich und fing an, mit anderen Kindern zu spielen. Zwei Monate nachdem ihm seine Mutter irrtümlich eine viel höhere Potenzierung als empfohlen hergestellt hatte (Durchflussdauer von 30 Minuten) war er wieder sehr unruhig. Dann bekam er das Präparat aus Prana, das mit Wasser aus einer Naturquelle 10 Minuten lang verdünnt worden war. Bereits wenige Tage nach der Anwendung schrieb seine Mutter: „Mein Sohn hat sich beruhigt und versucht sinnvoller zu sprechen. Seine Beschreibungen z.B. des Schulalltags sind nun besser. Er kann leichter kommunizieren und sich an Sachen besser erinnern. Vor dem Schlafengehen ist er auch ruhig, kann gut einschlafen und morgens bereitet er sich problemlos auf die Schule vor /.../ Nach der Anwendung aus Prana hat er sich sichtbar beruhigt."

Eine weitere Rückmeldung bekam ich von einer *Frau, die mich zum ersten Mal nur 5 Tage vor einer schweren Operation* aufsuchte. Nachdem ich mit ihr mehrere Anwendungsmöglichkeiten durchgesprochen hatte, entschied sie sich, das autopathische Präparat aus Prana jeden zweiten Tag anzuwenden, verdünnt mit 5 Litern. Sie schaffte es nur zwei Mal, danach schrieb sie mir Folgendes: „Die Anwendung aus Prana am Tag vor der Operation beruhigte mich sehr und bescherte mir auch einen guten Schlaf." Während der Zubereitung hat sie bereits (das betrifft auch den vorigen Fall) einen Mundschutz getragen (Erklärung weiter unten).

Wer möchte, kann diese Art der autopathischen Anwendung jederzeit ohne Risiko ausprobieren. Ich bin überzeugt, dass es auch mit niedrigeren Potenzen funktioniert.

Nach diesen Erfolgsmeldungen wendete ich die Methode mit 5 Liter Wasser bei mir selbst an. Ich verbesserte die

Methode noch, indem ich Nase und Mund mit einem Tuch abdeckte, noch bevor ich die (neue) Flasche aus der Verpackung nahm. Ich wollte damit eine Übertragung meiner physischen Körperinformation auf die autopathische Flasche verhindern. Das Präparat sollte nur die Information aus dem Prana beinhalten, das über das siebente Chakra fließt. Ich verspürte die durchdringende Wirkung gleich am selben Tag. Fünf Tage später erhöhte ich die Potenz auf 7 Liter und die Wirkung verstärkte sich noch weiter.

Meine Theorie für diese starke Wirkung ist folgende: Die Quelle unseres Seins befindet sich in der feinstofflichen Sphäre. Das siebente Chakra verbindet unseren Körper mit dieser kosmischen Quelle. Unser Körper ist auf die Vibration des siebenten Chakra eingestimmt. Er empfängt diese Vibrationen und ist mit ihnen in Resonanz. Mit dieser Resonanz entwickelt sich der Körper, bewegt sich und denkt entsprechend dieser Resonanz. Prana (Vitalkraft, Qi) versetzt den Köper entsprechend dieser Resonanz in Harmonie. Mit der Zeit und durch verschiedene Einflüsse wird die Einstimmung des Körpers (und des Gehirns) verändert. So empfängt der Körper die Signale der feinstofflichen Sphäre zunehmend schlechter – wie ein verstimmtes Radio, weshalb die Musik nur leise, undeutlich, mit Rauschen und Hintergrundgeräuschen zu hören ist. Schließlich hört die Resonanz des verstimmten Körpers mit dem siebenten Chakra zur Gänze auf. Das Bewusstsein zieht sich in die feinstoffliche Sphäre zurück und verlässt den Körper – der physische Tod tritt ein. Eine Krankheit entsteht, weil durch die Verstimmung des Körpers und des Geistes die Verbindung zwischen der physischen und der feinstofflichen Sphäre des Menschen nach und nach schwindet. Wird nun die feinstoffliche Information des siebenten Chakra, die durch das Wasser potenziert wurde, auf die körperliche Sphäre über das höchste körperliche sechste Chakra (auf der Stirn) übertragen, wird die Übertragungsstörung behoben und es kommt zu einer neuerlichen Einstimmung des Körpers auf die Frequenz des siebenten Chakra. Die Verbindung wird wiederhergestellt. Die Musik spielt wieder klar und deutlich. Wenn wir die Prana-Information aus Speichel bzw. aus Atem verwenden, ist sie bereits von Verunreinigungen des Körpers beeinflusst. Wenn wir sie aber aus dem siebenten Chakra entnehmen, ist sie kaum oder gar nicht verunreinigt. Auf dieser Stelle muss aber erwähnt werden, dass das Präparat aus Speichel und Atem eine langfristig erprobte Wirkung bei vielen Menschen und bei vielen pathologischen Zuständen aufweist. Die Zubereitungsart aus Prana befindet sich zurzeit (Dezember 2012) noch in einer Probe-Phase. Trotzdem entschied ich mich, diese Information in diesem Buch zu veröffentlichen, damit dieses dem aktuellen Stand entspricht und damit die Information für jene, die gerne experimentieren, zugänglich ist.

Die allgemeinen Regeln, die für die Herstellung und Anwendung des autopathischen Präparates gelten, sind auch hier gültig. Das gilt für die Hering'schen Gesetze, die Wahl der Potenzierung entsprechend der Vitalität oder die allmähliche Erhöhung der Potenz bei der wiederholten Anwendung bis das optimale Ergebnis erreicht wird. Bei einer einmaligen Anwendung dieser Methode sollen Personen, die Autopathie bereits praktizieren, die Verdünnung wählen, die sich schon bei den anderen Methoden am besten bewährt hat. Ab einer Verdünnung mit sechs Litern kann das Präparat einmalig angewendet und die Entwicklung anschließend beobachtet werden. Bei nachlassender Wirkung kann das Präparat mit leicht erhöhter Potenz wieder angewendet werden.

Anleitung – Herstellung des autopathischen Präparates mit dem Prana

Der Zweck: „Die Flasche" dient zur fortschreitenden Verdünnung bzw. Potenzierung der feinen Information aus dem siebten Chakras. Die Flasche ist nach dem Wirbel-Durchfluss-Prinzip konzipiert.

Die Philosophie dahinter: Das Produkt, das durch die Verdünnung entstanden ist, wirkt durch die Resonanz positiv auf das feinmaterielle (aus materialistischer Sicht nichtmaterielle) Organisationssystem im Menschen ein, das auch „Vitalkraft", „Qi" bzw. „Prana" genannt wird und kann dadurch schrittweise seine Funktion verbessern. Das Produkt der Verdünnung wird ausschließlich von der Person, die die Information dazu geliefert hat, angewendet.

Utensilien:
1) Autopathische Flasche aus Borquarzglas
2) Vom Berater oder im Buch empfohlene Wassermenge (min. 1 Liter) aus industriell abgefülltem Quellwasser, *ohne erhöhten Mineralstoffgehalt, ohne Zusätze und ohne Kohlensäure,* oder aus destilliertem oder filtrierten Wasser.

Vorgehensweise:

257

1) Mindestens zwei Stunden vor der Zubereitung nicht mit Mobiltelefon telefonieren. Das Gesicht muss frei von Kosmetikprodukten sein. Mund- und Nasenschutz tragen und zwar vor dem Auspacken der Flasche und während der ganzen Zeit der Herstellung und Anwendung. Das gilt unabhängig davon, ob das Präparat für den eigenen Bedarf oder für jemanden anderen hergestellt wird. Es darf keine andere Person anwesend sein.

2) Die Flasche auspacken. Die Wirbelkammer im unteren Bereich der Flasche wird 1/3 mit dem Wasser aufgefüllt, das zur Verdünnung bestimmt ist. Die innere Seite des Trichters darf nicht berührt werden.

3) Die Flasche mit dieser zu einem Drittel gefüllten Wirbelkammer wird dann entlang der Längsachse der Halswirbelsäule **ca. 15 –25 cm** über unserem **Kopfes gehalten**. Eine genaue Messung ist nicht notwendig, eine grobe Abschätzung reicht vollkommen. In diesem Bereich befindet sich das siebente Chakra, das kein Punkt ist, sondern einen gewissen Bereich umfasst.

4) Zuerst macht man mit der Flasche kleine Kreisbewegungen und bewegt sie dann von unten nach oben. Schließlich hält man sie etwa zwei Minuten lang ruhig.

5) Danach erfolgt die Verdünnung. Und zwar gießt man dann aus ca. 5 cm Höhe die Wassermenge in den Trichter der Flasche, die vom Berater oder im Buch empfohlen wurde. Im Optimalfall (aber nicht notwendigerweise) bildet sich im Trichter ein Wasserspiegel. Es macht nichts, wenn das Wasser überläuft. Die Flasche sollte dabei am Waschbeckenrand stehen, kann aber auch in der Hand gehalten werden.

6) Gleich danach trägt man mit dem unteren Abflussröhrchen den Inhalt (oder einen Teil des Inhaltes) der Wir-

belkammer auf die Mitte der Stirn auf und verteilt es mit kreisenden Bewegungen zwischen die Augenbrauen und den Nasenansatz. Die Haut lässt man trocknen.

7) Die Flasche legt man zuerst in die Plastikverpackung zurück, die nicht verschlossen wird. Die durch die Plastikhülle geschützte Flasche wird dann in den Karton zurückgelegt. Bis zur nächsten Anwendung nicht mehr auspacken.

8) Erst zu diesem Zeitpunkt darf der Mundschutz entfernt werden.

Das ist der wesentliche handwerkliche Teil der Anleitung mit den Informationen für die Herstellung des autopathischen Präparates. Alles andere deckt sich mit der kompletten Anleitung für die Herstellung des autopathischen Präparates aus dem Speichel – wie z.B. dass die Flasche jeweils nur für eine Person verwendet werden darf und dass sie bei einer wiederholten Verwendung drei Monate nach der ersten Benützung durch eine neue ersetzt werden muss.

Teil VIII

Ergänzungen

Autopathie – eine Zusammenfassung

Innerhalb ihrer 10-jährigen Anwendungspraxis wurden in der Autopathie mehrere Herstellungs- und Anwendungsmethoden und damit auch breitere Einsatzmöglichkeiten entwickelt. Am Ende dieses Buches möchte ich für den Leser noch einmal eine kompakte Zusammenfassung geben. Sie basiert auf meinem heutigen Kenntnis- und Erfahrungsstand, den ich aus meiner eigenen Praxis gewonnen habe, aber auch auf der Praxis und den Erkenntnissen meiner Kollegen. Nicht zuletzt sind auch die Patienten und ihre Berichte zu nennen und all die Vorträge und Berichte in den autopathischen Konferenzen und Kursen. Trotz aller Erkenntnis und den Versuchen, das Wissen zu verallgemeinern, muss uns allen bewusst sein, dass jeder Fall individuell ist und sich hinter jedem Fall individuell spezifische Aspekte bei der Heilung und damit auch bei der Autopathie-Behandlung ergeben werden.

Zurzeit gibt es mehrere Herstellungsmethoden und Anwendungsstrategien, deren Einsatz nach der Art der Beschwerde variiert.

Wofür sich verschiedene autopathische Zubereitungsarten am besten eignen:

Am Beginn der Behandlung wird das Präparat fast immer abgekocht.

263

Die Herstellung aus abgekochtem Speichel – zu Beginn der Behandlung geeignet vor allem, wenn sich Symptome einer Hefepilzerkrankung äußern, wie: Vaginalausflüsse, Blähungen, Schuppen, weiß belegte Zunge vor allem am Morgen, Müdigkeitssyndrom, Lust auf Süßes, Krebs und seine Vorstufen.

Die Herstellung aus abgekochtem Atem – geeignet vor allem, wenn es sich um Autoimmunerkrankungen handelt wie z.B. Leber- und Schilddrüsenerkrankungen, Multiple Sklerose, Zystische Fibrose. Sie eignet sich auch bei Rheumatismus und Gelenksbeschwerden, Rückenschmerzen, Arterien- und Venenproblemen, Herzkrankheiten, chronischen Entzündungen aller Art. Die Methode wirkte auch bei Krebs. Diese Herstellungsmethode empfehle ich zurzeit am meisten.

Die Abwechslung beider o.g. Methoden – geeignet vor allem bei der Behandlung von Ekzemen, Colitis ulcerosa, akuten Problemen und einer ganzen Reihe anderer Beschwerden inklusive Krebs. Das Präparat aus abgekochtem Atem und Speichel kann z.B. an drei aufeinanderfolgenden Tagen oder Wochen abwechselnd angewendet werden, z.B. an ersten Tag (oder in der ersten Woche) aus Speichel, am zweiten Tag (in der zweiten Woche) aus Atem, am dritten Tag (oder in der dritten Woche) aus Speichel. Man kann auch am Morgen den abgekochten Speichel und am Abend den abgekochten Atem anwenden. Diese Methode ist am Beginn der Behandlung ideal, vor allem dann, wenn man sich nicht sicher ist, für welche der beiden Methoden man sich entscheiden soll. Für beide Zubereitungsarten kann dieselbe Flasche verwendet werden.

Das kombinierte Präparat aus abgekochtem Speichel und Atem – Verwendung bei Ekzemen und Schlaflosigkeit. Zubereitung: in die Autopathische Flasche spucken, den Speichel mit ein wenig Wasser in die Wirbelkammer spülen und anschließend mit dem Atem aus der Nase (ausnahmsweise aus dem Mund z.B. bei Kindern) in die mit Wasser und Speichel gefüllte Wirbelkammer hineinblasen, bis sich Luftbläschen bilden. Danach abkochen.

Der Übergang auf ein nicht abgekochtes Präparat – erst zu empfehlen nach der Reinigung des Organismus, was einer mehrmaligen bis vielfältigen Wiederholung des abgekochten AP bedarf. Erst dann sollte man auf die Verabreichung der reinen Information ohne Erwärmung übergehen. Es ist aber nicht immer so. Bei manchen Patienten, die zuvor mit dem abgekochten Präparat mehr als ein Jahr erfolgreich behandelt worden waren, beobachtete ich, dass die Relaps-Symptome bald wieder auftraten, nachdem man auf die reine Information ohne Abkochen übergangen war. Die Besserung trat erst wieder ein, nachdem das Präparat wieder abgekocht wurde. Überwiegend wurden die meisten langjährigen Beschwerden mit abgekochten Präparaten kuriert – und zwar ohne, dass sie mit den Methoden kombiniert wurden, in denen das Präparat nicht abgekocht werden muss.

Bei der Behandlung chronischer Probleme und Leiden erzielte die **Serie wiederholter Verabreichungen mit steigender Potenz** – wie z.B. gekochter Atem aus 6 und 9 Liter im vierzehntägigen Intervall und zum Schluss der reine Atem ohne Kochen die beste Wirkung.

Die Zubereitung aus nicht abgekochtem Speichel oder Atem – empfehle ich daher nur noch bei unmittelbaren Auswirkungen von Unfallverletzungen sowie am Beginn der Behandlung bei gestillten Kindern. Natürlich auch in späteren

265

Behandlungsphasen, wenn sich der Organismus schon gereinigt hat und bei Potenzen von 9 Liter und mehr (bis zu 250 Liter). Potenzen über 25 Liter werden in der Regel nicht mehr abgekocht.

Potenzen und Dosierung:

Regelmäßig wiederholte Anwendung

Am Beginn der Behandlung empfehle ich in fast allen Fällen eine regelmäßig wiederholte Anwendung des AP. Dadurch wird das Risiko der Antidotierung reduziert und der Organismus wird stärker zur Aktivität angeregt, die zur Veränderung führt. *Bei Krankheiten, die eine hohe Dynamik besitzen, sich schnell entwickeln und lebensbedrohlich sind, is*t es notwendig, *das Präparat so oft wie möglich zu verabreichen,* z.B. 3x am Tag. Ähnlich geht man auch bei sehr ernsten akuten Erkrankungen oder bei markanten Verschlechterungen im Rahmen einer chronischen Krankheit vor. Zur Beginn wird die Potenz immer nach der jeweiligen organischen Vitalität der behandelnden Person festgelegt (siehe Teil II. *Bestimmung der Verdünnungsstufe*). Hat die Krankheit eine *sehr langsame Entwicklung* und hat sie sich schon seit Jahren ähnlich und in gleichmäßiger Intensität manifestiert, kann das Intervall zwischen den Anwendungen länger sein, z.B. 14 Tage oder ein Monat.

Beim Übergang auf höhere Potenzen, z.B. fünfzehn Liter und mehr, geht man gewöhnlich auf die einmalige Verabreichung und das System „warte und beobachte" über. In einigen Fällen bewirkte auch bereits eine einmalige Verabreichung aus drei Litern wesentliche und langfristige Änderungen.

Was tun, wenn die Heilungsreaktion schwach ist bzw. ganz ausbleibt? Wenn die Reaktion in den ersten Behandlungswochen bei wiederholter Verabreichung schwach ist, sich vermindert bzw. ganz ausbleibt, *erhöhen wir* zuerst *die Potenz.* Bei niedrigeren Potenzen bis 9 Liter erhöht man um eineinhalb Liter. Bei höheren Potenzen kann man auch um eine höhere Literanzahl steigern. Wenn es auch dann noch zu keinen, nicht einmal zu leicht positiven Änderungen im ganzheitlichen Bild des Patienten kommt (wir konzentrieren uns niemals nur auf Änderungen in einem Organ, bei einer Beschwerde usw., da sich die Beobachtung der Entwicklung auf die Gesamtheit des Körpers und des Geistes richten muss), ändert man die Art der Zubereitung (z.B. vom gekochten Speichel auf den gekochten Atem). Macht sich dann auch noch keine positive Änderung bemerkbar, ist ein möglicher Fehler bei der Zubereitung bzw. die Existenz eines ernsten Hindernisses in der Umwelt und im Lebensstil des Patienten zu suchen. Sind alle diese Möglichkeiten ausgeschöpft, sollte man sich (den Patienten) folgende Frage stellen: **„Welche Vorteile bringt mir (Ihnen) die Krankheit?"** Es ist beispielsweise sehr schwer, einen jungen Invaliditätsrentner zu behandeln, der in einer bestimmten Phase der erfolgreich verlaufenden Behandlung Angst vor Verlust seiner Sicherheit – Rente – bekommt und anfängt, gegen die Heilung zu agieren oder die Heilung unterbricht. Obwohl es komisch erscheinen mag, überwiegen manchmal die Vorteile der Krankheit. Dort könnte das Haupthindernis für den Erfolg der Behandlung liegen. Genauso können Erkältungen oder Grippe bei Kindern deshalb verstärkt auftreten, wenn eine Krankheit für das Kind die einzige Möglichkeit ist, die Aufmerksamkeit und Liebe seiner Mutter zu bekommen, die ihm sonst zu wenig Zeit widmet.

Kurse

Um Fachkenntnisse im Bereich Autopathie zu erwerben, braucht man nicht allzu viele Informationen und es ist auch nicht notwendig, sich für ihre Ausübung komplizierte Systeme anzueignen. Autopathie ist einfach. Es ist allerdings notwendig, diese neue Sicht auf Gesundheit und Krankheit bis in die letzte Konsequenz zu begreifen, so wie sie in diesem Buch beschrieben ist und so wie sie schon seit zweihundert Jahren die klassische Homöopathie nutzt. Man muss die einfachen Beobachtungsregeln der ganzheitlichen Entwicklung verstehen lernen. Sobald wir diese neue Sicht verinnerlicht haben, ist alles ganz einfach.

Das zwanzigste Jahrhundert postuliert, dass nur was kompliziert, teuer und unpersönlich ist, als hochwertig und wertvoll bezeichnet werden kann. Gemäß der traditionellen indischen Philosophie wird diese Zeit als Ende der Kali-Yuga bezeichnet, jenes Entwicklungszyklus der Weltgeschichte, der das größte Leiden und den Materialismus bringt. Es muss uns also wieder bewusst werden, dass die wirklich wichtigen Dinge im Leben in der Regel einfach und persönlich sind. Das, was uns tatsächlich fehlt, ist gerade die Einfachheit. Dorthin müssen wir zurück.

Meine Autopathie-Kurse werden von Menschen aller Berufe und philosophischen Richtungen besucht. Am häufigsten vertreten sind Heilpraktiker, aber es kommen auch Ärzte und Apotheker, Mütter, Juristen, Arbeiter, Studenten, Beamte, Lehrer usw. Es sind Leute, die sich selbst und ihre Familien heilen wollen. Junge Menschen überwiegen. Kern meiner Vorträge bilden die Untersuchungsdokumentationen und nachfolgenden Kontrollen, die auf Video aufgezeichnet sind. Diese werden analysiert und zeigen anschaulich, wie die ganzheitliche Heilung im Laufe eines längeren Zeitraumes erfolgt. Viel Raum wird auch persönlichen Fragen und der Diskussion gewidmet. Viele Teilnehmer berichten auch über ihre eigenen Erfahrungen mit Autopathie. Dadurch wird das gemeinsame Bewusstsein, die gemeinsame Erfahrung über Autopathie gestärkt – als eine besonders effektive Methode, die genützt und weiterempfohlen werden soll. Wenn man das autopathische Präparat „isoliert" anwendet und sieht, welche positiven Veränderungen dadurch schrittweise ausgelöst wurden, könnte man leicht dazu tendieren, diese Veränderungen anderen äußeren Umständen zuzurechnen. Dass die Besserung vom eigenen Speichel herrührt, verdünnt mit Wasser und ev. vor mehreren Monaten oder vor einem Jahr angewendet wurde, ist oft schwer begreifbar. Die vielen Praxis-Fälle und Erfahrungen, die auf den Kursen gemeinsam geteilt werden, zeigen aber ganz klar, dass eben die Anwendung des autopathischen Präparates den Wendepunkt darstellte und dass eine solche Wende nach Anwendung des AP üblicherweise auch eintritt.

Der Grundkurs Autopathie dauert drei Tage, drei Samstage aufgeteilt auf mehrere Monate, die die Teilnehmer dazwischen für die Sammlung von praktischen Erfahrungen nützen können. Schon nach dem ersten Kurstag ist man in der Lage, Autopathie auf der Grundebene zu praktizieren und dadurch die disharmonischen Zustände bei sich selbst und bei Verwandten oder Freunden zu behandeln.

Manche Teilnehmer organisieren in ihren Wohnorten eigene Zusammenkünfte und Kurse. Es gibt auch formlose Gruppierungen, deren Mitglieder eigene Erfahrungen untereinander austauschen. Vielleicht wird so eines Tages „Autopathie" auch für die nicht Eingeweihten ein Begriff sein. Bevor die englische Ausgabe meines Buches über Autopathie erschien, gab es im Internet nur zwei Hinweise zu „Autopathy", wovon sich einer auf etwas bezog, was nichts mit unserem Thema zu tun hatte. Ähnlich war es mit dem deutschen Wort „Autopathie". Heute ist die Situation anders.

Häufig gestellte Fragen

- *Ich bin wenig geschickt. Kann ich das autopathische Präparat trotzdem selbst herstellen?*

Die überwiegende Mehrheit meiner Patienten hatte solche Zweifel nicht, aber hin und wieder wurde mir eine solche Frage doch gestellt. Manche Menschen trauen sich nicht. Ich sage dazu immer Folgendes: „Falls Sie in der Lage sind, sich einen Tee zu kochen, schaffen Sie es auch, das AP herzustellen." Lesen Sie dazu zuerst mehrmals die Bedienungsanleitung sorgfältig durch, die in der Schachtel der autopathischen Flasche beiliegt. Bei der Herstellung legen Sie sie in Reichweite, so kann nichts schief gehen. Das Präparat wurde schon problemlos von elfjährigen Kindern, Leuten über achtzig und Invaliden zubereitet. Der einzige – mehrmals aufgetretene – Fehler entstand dadurch, dass Personen ohne Mundschutz im Raum gesprochen haben, in dem das Präparat zubereitet wurde – manchmal sogar in direkter Nähe der ausgepackten autopathischen Flasche. Die Übertragung fremder Tröpfchen kann auch über mehrere Meter erfolgen. Dadurch wird die Information im Präparat verändert. Wenn Sie exakt nach der Bedienungsanleitung vorgehen, passiert kein Fehler.

271

• *Wie ist es möglich, dass eine einzige Verabreichung der potenzierten Information die Entwicklung für Monate, sogar Jahre beeinflussen kann?*

Der Effekt einer langfristigen Wirkung von einer potenzierten Dosis ist in der zweihundertjährigen Historie der Homöopathie umfassend nachgewiesen und dokumentiert.

• *Kann ich während der autopathischen Behandlung auch andere Behandlungsmethoden anwenden bzw. bestehende fortsetzen?*

Autopathie kann auch bei gleichzeitiger Anwendung von konventionellen Behandlungsmethoden positiv wirken. Der Grund: Konventionelle Heilmethoden wie z.B. die Einnahme von Medikamenten wirken materiell – d.h. stofflich auf den Organismus ein, nicht auf der feinstofflichen Ebene, wo Autopathie ansetzt. Daher stören sie die Entwicklung der Autopathie meist nicht oder nur unwesentlich. Die Entscheidung über die Anwendung konventioneller Methoden hängt von jedem Einzelnen ab. Ich habe noch nie erlebt, bzw. gehört, dass eine autopathische Behandlung eine materiell ausgerichtete Therapie behindert hätte bzw. umgekehrt.

Manche Menschen wollen auf Nummer sicher gehen und wenden viele alternative Heilmethoden gleichzeitig an. Auch wenn es sich um sanfte Methoden handelt, die ich ansonsten sehr schätze, kann eine solche Kumulation dann doch auch negative Auswirkungen haben: Wenn es zur Verbesserung des Zustandes kommt, weiß man dann meist nicht, wodurch sie verursacht wurde. Autopathie wird oft nur einmal im Zeitraum von mehreren Wochen bis Monaten angewendet, andere Methoden aber oft jeden Tag – daher könnte die Wirkung der Autopathie untergehen. Falls einmal die Beschwerden zurückkehren, sollte man wissen, welche Methode tatsächlich gewirkt hat. Viele meiner Patienten wenden ausschließlich Autopathie an, aber besuchen gleichzeitig weiterhin ihren Arzt, nehmen Nahrungsergänzungsmittel, lassen Untersuchungen durchführen usw.

* *Was ist die homöopathische Potenzierungsmethode nach Korsakoff?*

Der russische Homöopath, Heiler und Gutsherr Semjon Korsakoff (1788 – 1853) hat für die Potenzierung nur ein Gefäß verwendet – und nicht wie Hahnemann mehrere Gefäße hintereinander. Die homöopathische Zubereitung in *einem* Gefäß wird seitdem als Korsakoff-Methode bezeichnet. Die Durchführung erfolgt so, dass man in ein Gefäß die Flüssigkeit, die zur Potenzierung bestimmt ist, gibt und diese mit Wasser bis zum Rand auffüllt. Danach wird alles ausgeleert, mit Wasser wieder aufgefüllt, nochmals ausgeleert usw. Die Flüssigkeit, die auf den Wänden des Gefäßes haften bleibt, überträgt die Information.

Bei der Autopathie können wir dieses Prinzip für die erste Anwendung und für die Potenzen bis 30 C nützen. Für die Zubereitung benützen wir eine originalverpackte Flasche mit handelsüblichem Tafelwasser, still, ohne erhöhten Mineralgehalt. Wir schrauben den Verschluss auf und spucken hinein. Daraufhin füllen wir den Verschluss mit dem Wasser aus der Flasche auf, bis es leicht über die Ränder ausläuft und leeren es, ohne den Inhalt zu schütteln, wieder aus. Dieser Prozedere führen wir 30 Mal durch, dadurch erreichen wir die Potenz von 30 C. Das daraus gewonnene Präparat ist qualitativ nicht so hochwertig und die Wirkung ist deshalb auch nicht so gut wie bei der Verdünnung der autopathischen Flasche. Die Verminderung der Qualität (bzw. der Similarität) des Präparates kann u.a. durch die Summe der kleinen Unterbrechungen während der Potenzierung verursacht werden. Dieses Problem entsteht während der Herstellung in der Autopathischen Flasche nicht. Die Korsakoff Methode wurde von manchen Homöopathen wegen ihrer niedrigen Wirksamkeit bei Potenzen höher als 30 C kritisiert. Auch die autopathische Behandlung chronischer Krankheiten zeigte sich bei dieser Methode langfristig als nicht verlässlich. Ich verwendete daher diese Zubereitungsart nur am Beginn meiner Praxis. Bei allen Fällen in diesem Buch wurde zur Potenzierung die Autopathische Flasche verwendet.

- *Kämpft Autopathie mit Krankheiten?*

Autopathie kämpft mit nichts und niemandem. Es richtet sich nicht gegen Krankheiten, tötet keine Mikroorganismen und zerstört keine Tumore. Sie will mit konventionellen Behandlungsarten auch nicht konkurrieren. Autopathie repariert das feinstoffliche Steuerungssystem im Menschen, damit aus Desorganisation wieder Organisation wird. Dadurch wird die Krankheit nach und nach von steigender Harmonie in Gesundheit umgewandelt. Autopathie kämpft nicht, sie basiert auf den Eigenschaften des Wassers, das die feinstoffliche Frequenzinformation übertragen kann. Das Wasser kann ein Hindernis umfließen, nimmt die Gestalt eines Gefäßes oder Flussbettes an, ohne dass sich an seinem Wesen etwas ändert.

Es kann sein, dass Ihr Partner, Ihre Familie und Ihre Freunde und Bekannte sich nicht mit dem Gedanken anfreunden können, dass eine feinstoffliche positive Wirkung hoch potenzierten Speichels oder Atems auf die Gesundheit existiert.

Sie könnten auch damit Probleme haben, dass der materielle Körper und der Geist von einer höheren feinstofflichen Ebene Ihres Wesens beeinflusst werden können, die als „Dynamis" oder „das höhere Ich" bezeichnet werden kann. Das sollte Sie aber nicht daran hindern, diese Methode für sich selbst anzuwenden. Sie müssen es auch niemanden erzählen. Es kann auch sein, dass die Autopathie in ein oder zwei Jahren Ihrem misstrauischen Partner hilft. Ob er/sie sich dazu eine psychologische oder materialistische Erklärung zurechtlegt, um das eigene „belief system" zu retten, ist es seine/ihre Sache. Solche Fälle hatte ich auch. Es ist nicht notwendig zu kämpfen.

• *Ich fühle mich zu schwach, um eine Heilungs-Methode auszuprobieren, die stark wirkt.*

Wenn sie die Anweisungen bezüglich der Verdünnungsstufe befolgen, bringt Ihnen diese sanfte Methode wahrscheinlich nur Vorteile. Wie stark diese wirksam werden, hängt von Ihrem innerlichen Zustand und Ihren angeborenen Eigenschaften ab.

• *Ich fühle mich gesund – und brauche daher keine Autopathie.*

Da wir in diese Welt geboren wurden, sind wir nicht perfekt und daher besteht bei jedem von uns ein gewisses Verbesserungspotenzial, zumindest was die Widerstandskraft gegen den allgegenwärtigen Stress betrifft.

- *Als ich meiner Freundin erzählte, dass ich mich mit eigenem Speichel behandle, wunderte sie sich sehr!*

Fürchten Sie sich nicht, über Autopathie zu sprechen! Die meisten Menschen nehmen es sehr positiv auf. Wenn Sie anderen Menschen über Ihre Erfahrungen mit Autopathie erzählen, ermöglichen Sie ihnen damit, dass auch sie gesund werden.

- *Kann Autopathie auch genetisch bedingte Krankheiten positiv beeinflussen?*

Ja, sie kann und es passiert auch, weil DNA und alle genetischen Informationen den materiellen Abdruck des Flusses der Vitalkraft (Prana) darstellen und durch diese Kraft auch organisiert werden.

- *Kann Autopathie immer alles, bei jedem und unter allen Umständen ausheilen?*

Nein, so ist es nicht. Es gibt viele andere Einflüsse.

- *Wo kann man sich die neuesten Informationen über Autopathie holen, die sich ja immer weiterentwickelt?*

Auf www.autopathie.de

Literatur und Quellen

Autopathie, www.autopathie.de
Autopathy, www.autopathy.info
Autopatie, www.autopatie.cz
Book of the Kindred Sayings (Sanyutta-Nikaya), Pali Text Society, London, 1975
Coats, C.: *Living energies*, Gateway Books, 1996
Coomarswamy, A. a Kershaw, F.: *A Chinese Buddhist Water Vessel and its Indian Prototype*, Artibus Asiae, Vol. 3, No. 2/3 (1928 – 1929), pp. 122-141
Cehovsky, Jiri: *Homeopatie, víc než léčba, (Homeopathie, mehr als eine Heilung)* Alternativa, 1994
Cehovsky, Jiri: *Autopatie – cesta k tělesné a duševní harmonii*, 3. ergänzte Ausgabe Alternativa, 2009 Dt. Ausg. *Speichel der heilende Saft*, Windpferd, 2005
Cehovsky, Jiri: *Autopathy: A Homeopathic Journey to Harmony*, Alternativa, 2006
Cehovsky, Jiri: *Autopathy – an Unknown Area of Homeopathy*, Homeopathic Links, 2/2006
Hahnemann, Samuel: *Organon léčebného umění (Organon der Heilkunst)*, Alternativa 1993
Homeopatische Software *HOMEO*, Alternativa, 2011
Homeopatie, www.homeopatie.cz
I Tsing: *A Record of the Buddhist Religion as Practised in India and Malay Archipelago*, Oxford, 1896, Cosmo Publications, 2006
Kent, J. T.: *Přednášky o homeopatické léčbě (Lectures on homoeopathic philosophy)* Alternativa, 1994
Klein, FSHom, L.: *Miasmata a nosody (Miasms and Noso-*

des – Origin of Diseases Narayana Verlag 2009*)*, Alternativa 2011

Martin, J. M., Rona M. D., Z.: *Complete Candida Yeast Guidebook*, 2nd edition, Three Rivers Press, 2009

The CPn model, http://www.cpnhelp.org

Murphy, Robin: *The Medical Repertory*, Dt. Ausg. *Klinisches Repertorium der Homöopathie,* Narayana Verlag, 2008

Murphy, Robin: *Homeopatická materia medica*, Alternativa, 2009 Dt. Ausg. Klinische Materia Medica, Narayna Verlag, 2008

Nyanasatta Thera: *Základy buddhismu* (*Basic Tenets of Buddhism*), Alternativa, 1992

Ramakrishnan, A.U., Coulter, C.R.: *Homeopatický přístup k léčbě rakoviny (A Homeopathic Approach to Cancer)*, Alternativa, 2005

Simoncini M. D., T.: *Cancer is a Fungus – A Revolution in Tumor Therapy*, Edizioni Lampis, 2007

Swedenborg, Emanuel: *Nebe a peklo*, Janeček, 1932, Dt. Ausg. *Himmel und Hölle, Visionen und Auditionen*, Swedenborg-Verlag, Zürich 1956

Tepperwein, Kurt.: *Jungbrunnen Entsäuerung,* Goldmann, 2001

Watson, Ian: *Metody homeopatické léčby*, Alternativa, 2001 (A Guide to the Methodologies of Homeopathy, Cutting Edge Publications, 1991)

Whang, Sang: *Reverse aging*, JSP Publishing, 1990, Dt. Ausg. Der Weg Zurück in die Jugend, Hrsg. Dietmar Ferger, Books on Demand

Winston, Julian: *The Faces of Homoeopathy*, Great Auk Publishing, 1999

Ždichynec MUDr., B.: *Chlamydie, skrytá hrozba v těle*, (Chlamydie, eine versteckte Bedrohung im Körper) Český klub, 2009

Die neuesten Informationen über
die autopathische Heilmethode
und die Autopathische Flasche
finden Sie auf:

www.autopathie.de